AF328940

PARIS, IMPR. D'ÉD. PROUX ET Ce, 3, RUE NEUVE-DES-BONS-ENFANS.

PENSÉES MÉDICALES

SUR

LA NÉCESSITÉ DE N'AVOIR EN MÉDECINE

QU'UN SEUL SYSTÈME,

CELUI DE LA NATURE.

Par M. Barthélemy Lacoste,

DOCTEUR EN MÉDECINE A TONNEINS, EX-CHIRURGIEN DE PREMIÈRE CLASSE
DANS LES ARMÉES FRANÇAISES,
MEMBRE CORRESPONDANT DES SOCIÉTÉS ROYALES DE MÉDECINE
DE BORDEAUX, TOULOUSE ET MONTPELLIER.

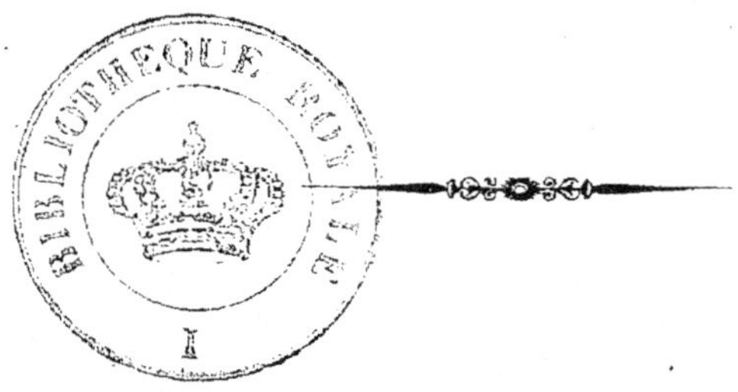

PARIS.

GERMER-BAILLIÈRE, LIBRAIRE,

RUE DE L'ÉCOLE-DE-MÉDECINE, 17.

1838.

DE PRÉFACE.

—————

Ces *Pensées* sont le résultat de près de cinquante années d'études et d'expérience. Je n'aurais jamais songé à en faire un livre, parce que je ne croyais pas, lorsque je les jetais sur le papier, qu'elles dussent

former un jour un volume assez important pour un siècle comme le nôtre, qui
est un siècle de *gros* livres. Le mérite dont
je les crois pourvues, qu'on me pardonne
cette conviction d'amour-propre, me faisait juger pourtant que leur publication
partielle pourrait jeter quelque variété
dans nos opuscules médicaux périodiques,
je les adressai donc à un de ces journaux.
MM. de la commission de rédaction ne les
jugèrent pas dignes d'y trouver place,
bien que leur prospectus annonçât que le
recueil était consacré à constater les progrès de la science. Ce refus ne m'a point
humilié, il a dû même peu me surpren-
dre, parce que mes *Pensées* offusquent
nécessairement beaucoup de praticiens
modernes; je n'en suis pas moins per-
suadé qu'elles peuvent être utiles à mes
semblables, c'est pourquoi je les livre

avec confiance à la méditation des hom—
mes de l'art, aussi bien qu'au bon sens et
au discernement de toutes les classes de
lecteurs.

PENSÉES MÉDICALES.

PREMIÈRE PARTIE.

PREMIER FRAGMENT.

La nature, la vie, l'ame, sont pour moi choses identiques. Elles ont pour attribut spécial le mouvement, de même que l'inertie est l'attribut de la machine brute ou morte.

L'homme est créé, vit et meurt par des lois qui sont communes à tous les animaux. La conception l'anime, la nutrition l'entretient, la désharmonie des fonctions vitales le rend souffrant, malade. Il périt par la cessation du mouvement, et se décompose par la mort.

Pour apprécier les actes de la reproduction, de la croissance, décroissance et fin des individus, il n'est pas besoin de système. Il faut seulement observer.

Il en est de même pour la quantité et la qualité des objets qui servent ou concourent à l'alimentation de la vie. C'est l'expérience qui doit tout régler.

L'observation et l'expérience sont aussi les seuls guides sur lesquels on puisse compter, pour bien connaître et apprécier les diverses lésions et faire découvrir les moyens d'aider au rétablissement de l'ordre naturel troublé.

Nulle idée préconçue, nulle spéculation, nul système enfin n'a servi, ne sert, ni ne saurait servir à remplacer l'étude des actes de la vie.

Si on eût persévéré dans cette étude, nous n'en serions plus aux tâtonnemens, aux essais, aux caprices des novateurs qui, sans frein ni règle, se livrent à toutes les aberrations de leur imagination désordonnée.

Les médecins cependant ont eu depuis long-temps un beau modèle à suivre, une route sûre à parcourir, celle que jadis avait tracée Hippocrate. Ce grand maître connut presque tout ce que nous connaissons (moins nos erreur) ; il observa la nature, respecta ses actes, les seconda, mais il ne se mit point à leur place.

Si les préceptes du père de la médecine eussent été constamment suivis, l'art de guérir n'aurait aujourd'hui rien à envier aux autres sciences physiques, dont les progrès sont le résultat de l'observation et de l'expérience. On les a obtenus en procédant du connu à l'inconnu, du simple au composé.

A-t-on opéré de la sorte dans la plus difficile de toutes les sciences, la médecine? Non, certes ç'eût été un travail individuel trop sérieux, trop long surtout pour qui voulait savoir avant d'apprendre.

Nos modernes docteurs ont préféré s'engager

dans de fausses routes, bâtir des systèmes sur des hypothèses qui, n'ayant ni base, ni fonde-ment, n'ont pu supporter l'épreuve de l'obser-vation et de l'expérience. Aussi leur empire n'a été qu'éphémère, leurs systèmes se sont com-battus et contredits les uns les autres, puis enfin se sont détruits après avoir joui de quelque vogue, fait un peu de bruit, et beaucoup de mal à la science et à l'humanité.

On les a successivement abandonnés, il est vrai, mais ce n'a point été pour mieux faire, pour étudier la nature dans ses actes ; loin de là, on a toujours voulu l'asservir aux caprices des hommes, faire de la vie ce que font les ou-vriers de la matière morte ; aussi est-on resté constamment dans le faux.

Dans cette voie, on n'a cessé de tâtonner comme des aveugles. Vainement a-t-on écrit des milliers de volumes sur la science de gué-rir, sondé sans cesse des cadavres, fouillé les entrailles des morts et des vivans, les médecins d'aujourd'hui n'en sont pas plus assurés dans

leur marche qu'on ne l'était à l'origine de
la science ; ils n'y voient pas plus clair que
du temps d'Hippocrate, et cela, je le répète,
parce qu'ils n'ont point de principe, de règle
fixe ni dans la pratique, ni dans l'enseignement.
Ils sont là-dessus en pleine anarchie. Les doctrines de nos Facultés de médecine de Montpellier, de Paris et de Strasbourg diffèrent essentiellement entre elles, et il en est de même de celles
des professeurs qui y enseignent l'art de guérir.

C'est bien pire encore dans la pratique, où
l'arbitraire le plus funeste multiplie encore le
nombre des victimes. C'est là surtout que chacun agit à son gré et suivant son caprice ; la
preuve en est incontestable ; elle se manifeste
presque tous les jours dans ces consultations
formées de médecins imbus des mêmes doctrines ou de doctrines différentes : pour la maladie la plus vulgaire, comme pour la plus rare,
il y a toujours divergence d'opinions sur la nature du mal et sur le remède à y apporter. C'est
pourtant un fait que la maladie : il y a lésion

quelque part, il y a une cause qui l'a produite ;
la nature est incessamment occupée à l'amoin-
drir, à en atténuer l'effet ; elle nous indique la
route à suivre pour l'aider dans son travail.

D'après cela, ne devrait-on pas penser que
le médecin étant auprès de son malade, seul,
libre et sans contradicteur pour établir son diagnostic, son pronostic et le traitement qu'il
croit le plus approprié au cas actuel, il a foi en
ce qu'il vient d'arrêter, qu'il n'en déviera point
jusqu'à la fin ! Eh ! bien, il n'en est rien ; vous
le verrez bientôt n'être plus d'accord avec lui-
même. Que la moindre difficulté se présente
dans le traitement, que la nature lui soit indo-
cile, et vous le verrez parcourir sans discernement toutes les médications qu'on aura pu ima-
giner.

L'expérience a appris cependant que toutes
les médications ne sauraient convenir indistinc-
tement à toutes les maladies.

Rien au reste n'a mis autant en évidence les
faits que je signale ici, que ce qui se passa à

Paris lors de l'apparition du choléra-morbus asiatique! Dans cette capitale si renommée, dans ce chef-lieu de lumières, on procéda comme si le flambeau de la science eût été entièrement éteint, sans discernement, à l'aventure, au hasard. Chaque praticien se livrait de son côté et à son gré à l'expérimentation; nul ne vit cette lésion des propriétés vitales de la même manière; aussi est-on porté à inférer de cette conduite, que si les uns, dans la direction qu'ils donnèrent à leurs tâtonnemens, rencontrèrent par hasard la vérité, ceux qui avaient suivi une route contraire furent nécessairement dans l'erreur. Ce dilemme est sans réplique.

Ils étaient sans doute dans cette dernière hypothèse, ceux qui dirigèrent le traitement des illustres victimes de ce fléau (Casimir Périer et le général Lamarque); chez eux la présomption le disputa à l'ineptie. En effet, que de glace pour tant de froid! que de sang versé pour tant de faiblesse. La patrie perdit dans cette espèce de *sauve qui peut* deux grands citoyens. La science n'y gagna rien, elle fit défaut.

Dans cette occasion, les médecins avaient, comme toujours, le toucher pour apprécier l'état du pouls et la température du corps ; les yeux pour voir la couleur de la peau, de la langue, le volume du ventre ; l'état de la respiration, de la vue, des forces, des digestions, des sécrétions, excrétions et autres fonctions! et cependant ils ne surent point reconnaître la nature ni la cause d'un mal aussi affreux ; et malgré l'impression funeste que le fléau produisait sur ceux qui en étaient atteints, rien ne put montrer aux hommes de l'art la voie qu'il fallait suivre pour le combattre avec fruit.

C'est que les médecins n'ont pas encore de boussole comme les navigateurs ; ils n'ont que des lois naturelles à étudier ; ils n'ont qu'à faire l'application des règles que la vie a posées. Il est temps, il est urgent, pour la science et pour l'humanité, que la médecine revienne à l'étude des actes de la vie, qu'elle se dégage enfin de

tout système étranger à ses œuvres, pour acquérir des moyens sûrs de guérir quelquefois, de
soulager souvent, et de porter au moins quelque consolation dans l'esprit du malade. Tel a
été pendant près d'un demi-siècle l'objet de mes
efforts, qui ont pour résultat les *Pensées médicales* que je mets au jour.

DEUXIÈME FRAGMENT.

—

Les actes de la vie s'exécutent au moyen d'une infinité d'agens ou organes qui lui servent d'instrumens pour faire fonctionner la plus admirable des machines : celle de l'homme. La quantité de parties qui entrent dans sa composition est innombrable; la situation respective qu'elles occupent, leur forme et leur structure sont déterminées par l'anatomie descriptive. Les connaissances sur cette partie sont très avancées. Il n'en est pas de même de ce qu'enseigne la physiologie sur les fonctions vitales; de ce côté il y a encore beaucoup à faire pour établir d'une manière satisfaisante le mode d'action de chaque organe en particulier, les rapports qu'ils

ont entre eux : ceux du physique et du moral,
ceux de la matière avec l'esprit.

Une connaissance plus parfaite de la manière
dont s'exerce la vie, donnera infailliblement
plus de moyens de prévenir les dérangemens
de la santé et d'opérer son rétablissement lorsqu'il y a trouble, maladie.

L'hygiène, fruit de l'expérience, enseigne ou
donne les règles à suivre pour la conservation
de la santé, sans contredit le plus précieux de
tous les biens que l'homme puisse posséder.
C'est par l'oubli des préceptes qu'elle recom-
mande que l'ordre établi est souvent dérangé.

Cependant il est tel individu constitué de
telle sorte, qu'il brave impunément ce qui al-
térerait grièvement d'autres constitutions. Cette
circonstance a besoin d'être sérieusement étudiée, et par le physiologiste et par le patholo-
giste.

Jusqu'ici on s'en est pris, de cette différence,
à la diversité des tempéramens, qu'on a nom-
més improprement sanguin, lymphatique, ner-

veux, bilieux, etc., sans faire attention que tous les individus sont pourvus des mêmes systèmes d'organes ; que ceux-ci ne diffèrent d'un individu à l'autre que par une plus ou moins bonne organisation, ce qui fait aussi que les fonctions organiques sont plus ou moins bien pondérées ; que s'il y a quelque prédominance relative de tel système d'organes sur les autres, ce n'est point la règle, ce sont des anomalies, des exceptions. S'il en était autrement, la machine humaine ne fonctionnerait pas aussi long-temps, tous les individus auraient une courte vie, ils mourraient de bonne heure ; tandis que l'homme bien constitué vit long-temps, quelle que soit son idiosyncrasie, à moins que quelque cause ne vienne troubler l'état normal.

Ces causes sont extrêmement nombreuses, ainsi que les effets qu'elles produisent. L'homme a le plus grand intérêt à éviter l'action des unes, et le devoir du médecin est de corriger, de détruire les autres.

La science qui doit remédier aux désordres

fonctionnels, aux altérations des tissus et des fluides, et qu'on a qualifiée d'*art de guérir*, n'est encore qu'un mensonge ! car, aujourd'hui plus que jamais, les médecins n'atteignent pas le but, parce qu'ils veulent commander à la nature sans l'avoir étudiée, sans savoir quels sont ses besoins et les ressources qu'elle offre au médecin pour être secondée : car là où la nature est impuissante, l'art de guérir n'est rien.

On a beau bâtir des systèmes, tout basés qu'ils soient sur la physique, la chimie ou l'astronomie, ils seront toujours erronés. La vie ne s'exerce point par des actes mécaniques ; son action ne s'opère point à l'aide des réactifs et des affinités, non plus que par les lois de l'attraction qui fixent à leur place les divers corps dont l'univers se compose. Tout cela n'est que de la matière morte ; là n'est point la vie qui commence, dure et va à son terme.

Il faut donc procéder, pour le rétablissement de la santé, par des moyens homogènes appropriés aux besoins de la vie que l'expérience et l'observation auront indiqués.

C'est là l'objet de la pathologie, sujet immense, infini, qui nécessite impérieusement la connaissance parfaite de la manière dont la nature agit dans tous ses actes, pour qu'il soit possible de l'aider avec fruit dans le trouble, dans les lésions que les maladies lui font éprouver; à défaut de quoi on ne cesserait jamais d'essayer, de tâtonner, de faire des victimes à tout hasard; la médecine resterait toujours conjecturale, dans le doute. Si, jusqu'à présent, elle a fait de vains efforts pour acquérir quelque certitude, c'est que, depuis Hippocrate, elle a quitté la bonne voie pour se jeter dans un labyrinthe inextricable où la vérité ne peut se trouver.

Pour sortir de ce dédale, il faut se frayer une autre route, franchir les difficultés, les laisser derrière, prendre la ligne droite pour arriver le plus promptement possible à la connaissance des besoins de la vie. Pourvoir à

ces besoins, c'est là toute la tâche du médecin.

Je dis que la vie exerce sa puissance à l'aide
des solides et des fluides; que les uns et les
autres sont extrêmement multipliés, ce qui
expose la machine humaine à une infinité de
dérangemens qu'on ne saurait guérir si on n'en
a fait une parfaite étude.

Il n'y a (quoi qu'en ait dit Bichat) qu'une
vie pour chaque individu; quelle que soit en lui
la partie malade, la vie en souffre et l'harmonie
des fonctions en est plus ou moins troublée;
aussi est-on dans le faux en isolant, en locali-
sant toutes les maladies, en les faisant toujours
dépendre des lésions locales, en leur assignant
constamment le même caractère (l'inflammation); de là résulte la nécessité du traitement
anti-phlogistique. Les causes vraies sont entièrement négligées, tandis qu'on ne s'occupe
que des effets qui ne sont le plus souvent que
fictifs. La vérité est donc méconnue.

Si, au lieu de rapetisser ainsi les connaissanees médicales, on s'était élevé assez haut pour dominer le terrain sur lequel la nature opère, pour voir en grand dans son ensemble, pour observer la nature des lésions et leurs effets sur la partie et sur le tout, alors on eût possédé son sujet, on eût acquis des appréciations réelles qui auraient profité à la science et à l'humanité.

Cette manière de procéder dans l'appréciation des causes et des effets eût beaucoup abrégé l'étude de la science de l'homme. En groupant les faits, il eût été plus aisé d'en tirer des conséquences générales.

La nature n'a pas une manière d'agir pour chaque partie, pour chaque lésion en particulier; elle procède par des actes communs à beaucoup d'organes, à beaucoup de maladies.

C'est donc le devoir du médecin d'étudier avec soin la façon d'agir de la nature pour réparer les dommages que les agens de la vie ont éprouvés. Il n'y a que cette voie à suivre, il n'en est point d'autre, au moins de salutaire, car

toute autre est contre nature, contre la vie ;
c'est ce qu'on voit tous les jours en s'écartant
de la bonne.

Mais on pourra m'objecter que la nature n'a
pas une action tellement régulière, tellement
uniforme dans ses actes, qu'on puisse toujours
la prendre pour exemple et pour guide, et que
dans ces cas exceptionnels elle ne dévie des lois
qui la régissent que par impuissance de les exécuter ; car elles sont essentiellement conserva-
trices.

C'est alors plus que jamais que le médecin
qui a bien étudié les lois vitales et les obstacles
qui s'opposent à leur libre exercice, doit apla-
nir les difficultés, aider la nature à en triompher, et éviter tout ce qui la rendrait impuissante à rétablir ce qui est dérangé.

Pour que le médecin puisse remplir avec fruit
la mission qu'il a reçue, de concourir au rétablissement de la santé, il faut que dans tous les
cas il sache à quoi s'en prendre des souffrances
que l'homme éprouve : il souffre parce qu'il

est impressionnable. Les impressions sont chez lui la cause du bien ou du mal qu'il éprouve.

Quels que soient l'organe en souffrance et la cause qui le fait souffrir, tout le corps n'en serait point affecté si en lui tout n'était lié, si tout n'était solidaire.

TROISIÈME FRAGMENT.

—

'Deux appareils ou systèmes d'organes qui sont ensemble répandus dans toutes les parties du corps , établissent la communauté d'intérêts, de fonctions et de lésions. Ces grands fonctionnaires sont :

1° Le système nerveux que domine le cerveau. Il reçoit et communique toutes les impressions physiques et morales; c'est par les nerfs que s'établissent les sympathies ; en eux est le siége de la douleur, de toutes sensations agréables ou désagréables; enfin c'est par eux principalement que la vie commence, continue et finit.

2° L'autre, le système vasculaire, n'est pas

moins important que le premier, dès qu'il est chargé de charrier ou de donner passage à tous les fluides homogènes ou hétérogènes qui pénètrent ou circulent dans toutes les parties du corps; il est dominé par le cœur, qui lui communique le mouvement ou qui l'entretient.

C'est par des vaisseaux que le chyle est absorbé de la surface intérieure des intestins et porté au sang avec lequel il se mêle pour réparer les pertes qu'il ne cesse de faire pendant tous les instans de la vie.

C'est par des vaisseaux que l'oxigène que l'air renferme introduit dans les bronches, est absorbé, pour être mêlé avec le sang veineux qu'il vitalise et colore en rouge.

C'est par des vaisseaux de ce genre qu'est absorbé de toutes les surfaces de l'intérieur des cavités, l'excédant de lymphe qui est continuellement exhalé pour les lubréfier.

C'est aussi par d'autres vaisseaux, ou par les mêmes, que l'insensible transpiration s'opère, que la sueur a lieu, que la graisse est épanchée dans le tissu cellulaire, que la lymphe est exhalée dans toutes les cavités, dans tous les tissus.

On voit déjà que le rôle que joue en santé le système vasculaire est immense. Ce rôle n'est pas moindre dans le trouble qui donne lieu à la maladie. C'est lui et le système nerveux qui y participent principalement ; il ne saurait y en avoir où tous les deux ne soient engagés de quelque manière : l'un, en remplissant mal les fonctions de charrier tous les matériaux nécessaires à l'entretien de la vie, et aussi de recevoir parmi les fluides homogènes ceux qui n'en sont pas ; l'autre, en recevant toutes les impressions qui peuvent troubler l'état normal, et aussi rendre sensibles, par des symptômes, les dérangemens qu'éprouve la machine humaine.

Ce sont spécialement ces deux systèmes d'organes qui souffrent dans toutes les lésions, je pourrais presque dire qu'ils sont les seuls qui souffrent ; car si on pouvait ôter du corps humain les vaisseaux et les nerfs, que resterait-il après? Peu de chose sans doute : de la matière sèche, inerte.

Ainsi donc, si ce qui précède est de toute vérité, comme je le crois, il sera facile au médecin qui a acquis une connaissance exacte des fonctions vitales qu'exercent tous les organes, de savoir à quoi s'en prendre des troubles, des désordres, des lésions ou maladies que l'homme peut éprouver, de découvrir les lieux qu'ils occupent et l'agent qui les a déterminés, ayant toujours en vue et se tenant pour averti, que dans toutes les lésions figurent les nerfs et les vaisseaux, soit comme cause, soit comme effet, soit encore comme agens de l'une ou de l'autre.

Dès-lors, et ceci bien compris, toute hypothèse cessera ; et cessera aussi toute obligation prétendue de bâtir des systèmes sans base ni fondement.

Et quoique dans toutes les maladies les deux appareils nerveux et vasculaire soient de la partie, il n'en résulte pas moins la nécessité de con-

naître les causes des impressions diverses que le
corps peut éprouver, prenant en considératior
l'âge, le sexe, les forces du malade, les complications, les maladies antécédentes, conco-
mitantes, le climat et les saisons où l'on se
trouve.

L'expérience et l'observation ont démontré
cette nécessité dans le traitement différentiel
qu'on applique aux divers individus malades.

Voilà les principes, tâchons d'en faire quelques applications en différenciant la cause et
l'effet.

Premier exemple. — (Ceci peut s'appliquer à
ce que produisent ordinairement les causes ma-
térielles.) Supposons un individu qui vient de recevoir extérieurement une lésion, où les solides
sont blessés, rompus, déchirés ; la cause en est
extérieure, elle a cessé : l'effet reste, qui est
de produire d'abord la douleur et l'irritation
locale ; ensuite le spasme, qui vient presser,
étrangler les vaisseaux de la partie lésée, gêner
ou arrêter la circulation du sang. De là résultent

la rougeur, la chaleur, le gonflement, qui, si on parvient à les dissiper, produisent bientôt un travail local inflammatoire, la suppuration, l'induration et quelquefois la gangrène.

C'est donc à diminuer la douleur, le spasme qui causent la gêne ou la suspension de la cir-culation, que le médecin doit travailler, non seulement dans ce cas, mais dans tous.

Deuxième exemple. — Ici il n'est point besoin de lésion locale ni générale pour produire sans douleur l'étranglement des vaisseaux, la rougeur, la chaleur, le gonflement. Cela se voit tous les jours dans l'exercice des actes de la vie, dans les plus doux et les plus indispensables. Je veux parler de ce qu'éprouvent dans l'acte de la copulation les organes génitaux; de ceux qui appètent les alimens lorsqu'on a besoin de les prendre, et beaucoup d'autres appétits qui produisent les mêmes résultats, l'orgasme.

Acte vital qui a commencé vite, dure peu, et cesse avec la cause qui l'a déterminé. Ce-

pendant si l'acte vénérien est trop souvent ou
trop long-temps provoqué, il peut déterminer
une irritation qui produira les mêmes effets que
les lésions locales (le priapisme).

L'abus dans l'exercice de nos facultés physiques ou morales, détermine souvent des irrita-
tions dangereuses, entr'autres l'aliénation men-
tale.

Troisième exemple. — La douleur et l'irritation
ne sont pas ici la première cause, ni le premier
effet de l'étranglement des vaisseaux, ils n'en
sont que les suites nécessaires, ainsi que tout
ce qui résulte de la gêne ou de l'arrêt de la
circulation. Cela se voit :

1° Dans les hémorroïdes, ou varices du fondement, du col de la vessie ou d'autres lieux.
Elles ne deviennent douloureuses, ne s'irritent
et ne s'étranglent que lorsque le sang y stagne
par la pression latérale qu'exercent les matières
fécales, durcies, retenues dans l'intestin rectum.

2° Le même effet est produit par le gonflement de la prostate, par la présence d'un calcul

ou autre obstacle situé au col de la vessie, qui arrête ou gêne la libre émission de l'urine.

3° Les vaisseaux du gland sont étranglés par l'ouverture étroite du prépuce, dans le paraphymosis.

4° Ceux de l'intestin, de l'épiploon, ou d'autres viscères passés au travers d'ouvertures étroites, naturelles ou accidentelles, qui, serrés au passage, éprouvent de même l'étranglement, mais ce n'est que consécutivement à leur sortie, par le peu de rapport de proportion qu'il y a, entre le passage et la partie déplacée. Ces vaisseaux, dans tous ces cas, se gorgent, s'irritent d'autant plus vite que la circulation y est plus gênée.

Alors, pour prévenir la gangrène, il faut de bonne heure opérer la réduction, et, pour y parvenir, il faut faire de deux choses l'une : dilater le passage qui étrangle, ou diminuer le volume de la partie étranglée (1), si toutefois

(1) C'est ce dernier procédé que j'emploie depuis plus de vingt cinq ans avec succès ; je le ferai connaître plus tard.

les parties étranglées ne sont déjà frappées de mortification.

Cinquième exemple. — A quelque cause qu'on attribue les éruptions boutonneuses, exentématiques de la peau, elles sont toutes produites par l'arrêt, la stase d'un fluide sanguin ou lymphatique dans le derme ; ces petites tumeurs sont comme les grandes, qui ordinairement démangent, rougissent, s'enflamment, s'ulcèrent, suppurent et se résolvent.

Sixième exemple. — Les petites ulcérations qu'on rencontre sur les membranes muqueuses, sont pareillement formées par l'irritation locale et l'arrêt d'un fluide qui en altère plus ou moins la texture.

Septième exemple. — L'érysipèle, inflammation superficielle de la peau qui commence par l'irritation, suivie bientôt de gonflement aplati, dur et rouge. Il se termine ordinairement par la formation d'ampoules séreuses jaunes, ou par la résolution; quelquefois, mais rarement, par le phlegmon ou la gangrène.

3.

Huitième exemple. — Le phlegmon et toutes les tumeurs aiguës inflammatoires qui se forment dans le tissu cellulaire, doivent leur formation à l'étranglement douloureux des capillaires sanguins qui se terminent par la résolution, mais plus souvent par la suppuration.

Neuvième exemple. — C'est l'antrax ou charbon qui, de toutes les tumeurs inflammatoires, est celle où l'irritation et l'étranglement des vaisseaux de tout genre sont les plus intenses, la douleur la plus vive, et où l'inflammation se termine très vite par la gangrène. La résorption de la matière ichoreuse ne tarde pas long-temps à donner la mort.

Dixième exemple. — Entre toutes les maladies chroniques, la plus douloureuse c'est sans contredit le cancer. Il attaque de préférence les glandes, le tissu serré de la face du mamelon, de la matrice, du pénis. Cette densité, plus grande là qu'ailleurs, facilite l'arrêt des fluides, l'engorgement des vaisseaux, et y occasionne aussi une distension toujours plus grande des filets nerveux ; les douleurs qui en résultent sont aiguës, lancinantes ; elles augmentent en intensité, en raison du plus grand développement de la tumeur. Dans quelques unes de ces parties, il se forme des bosselures de petites tumeurs par la rupture du tissu ambiant et l'épanchement des sucs qui y stagnent ; finalement, la peau qui les couvre, s'use, se rompt, donne issue à une matière *sui generis*, brune, ichoreuse, fétide, mêlée souvent de sang par la rupture des vaisseaux étranglés.

Il se passe dans le cancer ulcéré deux choses opposées: l'une de progression et de développement, l'autre de fonte et de destruction. La première, où la tumeur s'étend au large de plus en plus par une progression d'étranglement et de plénitude de vaisseaux qui se rendent à la tumeur. La seconde, où la tumeur se détruit du centre à la circonférence par la fonte des sucs que retenait l'étranglement, et par la mortification des tissus dans lesquels ils étaient renfermés.

Cette maladie ne se termine par aucune crise ; elle dure (si on ne l'extirpe pour détruire l'étranglement) jusqu'à la mort de l'individu qui en est affecté.

Onzième exemple. — Ici les accidens de l'étranglement ne viennent que très lentement : je veux parler du gonflement lymphatique des glandes et du tissu cellulaire. Ces tumeurs sont blanches, quelquefois très lentes à se développer, à s'animer, à s'amollir, à s'abcéder. Elles se résolvent difficilement ; la laxité des solides et la nature des fluides qui forment ces tumeurs en sont cause.

Douzième exemple. — Les loupes et autres tumeurs enkistées n'éprouvent point les accidens de l'irritation et de l'étranglement, parce qu'ici il n'y a point de nerfs irrités, ni de vaisseaux étranglés ; les exhalans y déposent, hors de la circulation, la matière de diverses natures qui les forme. Là, rien n'est en souffrance, au moins dans le principe.

Treizième exemple. — Les polypes. Tumeurs

qui se forment ordinairement sur les muqueuses
de l'intérieur du cœur et des gros vaisseaux ; de
celles qui tapissent l'intérieur des narines, des
cineux, du pharynx, du vagin et de la matrice.
Elles sont l'effet de l'engorgement des capillaires lymphatiques, qui recèlent ou déposent
dans le tissu lamineux une matière qui acquiert
une consistance de gelée plus ou moins épaisse.
La pellicule que revêtent ces tumeurs, se rompt
facilement lorsqu'on veut l'arracher. Les nerfs
jouent ici un faible rôle ; aussi sont-ils le plus
souvent indolens, ils s'animent difficilement.

Quatorzième exemple. — Le fongus hématode,
maladie qui peut se développer partout où il y
a du tissu cellulaire, forme une tumeur avec
tous les phénomènes érectiles qui se manifestent
aux organes génitaux dans l'acte de la copulation. La différence qu'il y a consiste seulement
en ce que, dans l'acte de la reproduction, l'orgasme et l'afflux du sang artériel sont passagers,
de courte durée ; dans l'autre ils sont permanens
depuis l'origine jusqu'à la fin.

Dans les deux cas , le sang dilate et pénètre de plus en plus les vaisseaux capillaires artériels, et sans doute dans l'hématode il pénètre aussi le tissu lamineux. C'est ce qui donne à la tumeur sa nature spongieuse, la dureté et la rénitence qu'on lui connaît ; et c'est pour cela aussi que, lorsque la peau s'ouvre, il en résulte des hémorragies très difficiles à arrêter.

Quinzième exemple. — Nous avons vu jusqu'ici l'effet que produit l'irritation plus ou moins douloureuse des capillaires nerveux, qui donne toujours lieu au spasme, à l'étranglement des petits vaisseaux qui sont à leur portée.

QUATRIÈME FRAGMENT,

Mais il est un ordre de lésion où les nerfs sont eux-mêmes très souffrans, sans que pour cela ils produisent, par l'irritation, le spasme et l'étranglement des vaisseaux adjacens : c'est lorsque la maladie occupe le névrilème, la propre substance des cordons nerveux. Là aussi il se distribue d'infiniment petits nerfs et de petits vaisseaux qui, là, donnent lieu de même aux accidens que le spasme et l'étranglement produisent dans toutes les autres parties malades.

Les exemples que je viens d'énumérer démontrent déjà qu'il est indispensable d'avoir une connaissance approfondie des causes et des effets des maladies ; qu'il ne s'agit pas de savoir

que, dans toutes, les systèmes nerveux et vasculaire exercent une influence de création, de
manifestation, de développement et de terminaison ; mais que les effets variant presqu'autant
que les causes qui les ont produits, il doit en
résulter une variété analogue de diagnostic, de
pronostic et de traitement.

D'après cela, il restera démontré que dans
toutes les lésions le traitement ne peut être le
même, qu'il ne peut y avoir de système général
ni particulier identique, puisqu'il faudrait en
même temps rencontrer identité de force, d'âge,
de sexe, de saisons, de complications, etc.,
etc., ce qui arrive très rarement, et dans les
lésions de tissu et dans la manière dont les diverses fonctions sont troublées.

Nos exemples, jusqu'ici nous les avons tirés
des lésions de tissu, conséquemment plus locales
que celles dont l'effet s'étend plus loin qu'en
affectant plusieurs organes à la fois. Il est des
impressions tellement fortes, tellement étendues, que, sans altération de tissu, elles affcteent

tout l'organisme, y portent le trouble, le désordre, et produisent quelquefois la mort, si
on ne s'empresse de détruire la cause et l'effet.

C'est donc ici que les deux voies de communication (les nerfs et les vaisseaux) sont mises
en jeu, non seulement à l'origine, à la place où
a commencé le mal, mais encore partout où ils
exercent leurs influences.

Je vais actuellement prendre une nouvelle sé-
rie d'exemples dans les lésions qui affectent
tout le corps ou majeure partie ; car, pour l'entretien de la vie et de la santé, il n'est rien de
si essentiel qu'une bonne digestion: les dérangemens qu'elle éprouve sont une cause fréquente
de maladie.

L'ingestion des alimens dans l'estomac, qu'il
digère et convertit en chyle , nous fait ordinairement éprouver un bien-être de satisfaction ,
d'hilarité et de force qu'autre chose ne pourrait
produire.

Pour que cela soit ainsi, il faut, dis-je, que
la digestion soit bonne, aisée, que les alimens

soient sains, pris en quantité modérée, suffisante cependant pour réparer les pertes continuelles que fait le sang pour l'entretien de la vie.

Mais si les conditions de qualité et de quantité ne sont pas observées, que l'une soit mauvaise, que l'autre dépasse le nécessaire, il y aura indigestion par le trop plein ou par répugnance de l'organe pour l'espèce d'alimens pris.

Ce sont les nerfs de l'estomac qui, impressionnés désagréablement, produisent un sentiment de plénitude, de pesanteur et de gêne, suivi souvent de dégoût, de nausées, d'éructations, de hoquet; la respiration devient gênée; la tête est prise de céphalalgie, d'embarras, de pesanteur; et si la plénitude de l'estomac ne vient à diminuer par le vomissement, ou par des évacuations alvines, il surviendra assoupissement, léthargie, coma, convulsions, et la mort même, si la cause n'en est détruite. Cependant, dans ce cas comme toujours, on s adresse au symptôme; on attribue cet état à une attaque d'apoplexie , qu'on ne manque pas de combattre par les saignées , les révulsifs , les applications froides sur la tête. Comme on le voit , ces moyens ne peuvent qu'aggraver le mal dès qu'ils n'attaquent point la cause (l'indigestion).

Les mêmes accidens sympathiques sont quelquefois produits par la présence de beaucoup de vers dans le canal alimentaire; leur expulsion au dehors fait cesser l'effet en détruisant la cause.

CINQUIÈME FRAGMENT.

Les bonnes digestions ne dépendent pas seulement de la qualité et de la quantité des alimens ingérés ; elles dépendent aussi de l'état normal des agens qui y concourent : car si l'estomac était lésé dans sa texture, dans les vaisseaux et les nerfs qui s'y distribuent, dans la qualité et la quantité de la bile, de la salive et du suc gastrique, la digestion en serait mauvaise ou empêchée.

Aussi faut-il avoir perdu toute raison, toute idée de la manière dont les fonctions digestives se font, pour n'attribuer les lésions qu'elles éprouvent, qu'à l'irritation, à l'inflammation des organes qui les exécutent, comme le font

tous les jours les adeptes de la doctrine physiologique ; ils n'ont d'autre souci que de faire
la guerre au sang, aux forces.

On le voit, ils n'ont en vue dans les traite-
mens qu'à combattre l'effet prétendu (la gastrite, la gastro-entérite). La cause ne les occupe jamais. Fût-il vrai, comme il est faux, que
toujours il y a inflammation dans les affections
gastrites , il n'en résulterait pas moins la nécessité de détruire la cause pour faire cesser l'effet.

Les causes des maladies, avons-nous dit ,
sont extrêmement nombreuses. Les plus communes sont les indigestions ; elles n'altèrent pas
ordinairement le tissu de l'organe, mais elles
impressionnent quelquefois tellement le réseau
nerveux qui s'y distribue, que l'effet sympathique sur le cerveau est beaucoup plus fort et
plus dangereux que l'effet idiopathique sur la
muqueuse du tube digestif.

Cet exemple pourra servir de mesure, de
prototype à tous les effets sympathiques de la
tête ou d'ailleurs, que peuvent produire les

impressions fâcheuses, et démontrera que toujours le siége, l'origine de la maladie n'est pas au lieu où on la croit. De là, la nécessité de distinguer ce qui est idiopathique de ce qui est symptomatique, pour éviter de tomber en de graves erreurs.

C'est pourtant ce que font tous les jours ceux qui prennent l'effet sympathique sur le cerveau, pour une fièvre cérébrale, ou autre lésion locale, idiopathique, conséquemment pour la maladie principale.

Par suite de cette erreur, prenant l'ombre pour la réalité, ils emploient au traitement du symptôme qui agit sur le cerveau, les moyens qui ne sauraient convenir à une maladie dont le siége est dans les entrailles.

Par suite de cette idée, ils emploient : 1° les saignées générales qui n'ont dans ce cas d'autre effet que de ruiner les forces ; 2° les saignées dites locales avec les sangsues appliquées extérieurement sur la peau qui revêt le crâne, lesquelles ne peuvent rien contre l'affection supposée qui est dans l'intérieur de cette boîte osseuse. 3° Les applications réfrigérantes sur la tête, qui n'auraient d'autre effet, s'il y avait beaucoup de communication de l'extérieur à l'intérieur, que de refouler à l'intérieur une plus grande quantité de fluides ; et aussi, en diminuant le calibre des ramifications de la carotide externe, d'obliger une plus grande quantité de sang de passer dans la carotide interne, et par là d'augmenter l'afflux, la congestion cérébrale s'il y en avait.

Voilà où conduisent les idées nouvelles en médecine qui localisent toutes les maladies. On a pu déjà s'apercevoir que cela n'est pas un progrès. En effet, rien ne peut mieux prouver l'absurdité d'une telle manière de voir, que ce qui se passe dans les indigestions et lors de la présence des vers dans le tube intestinal ; la cause et l'effet immédiats ayant leur siége dans le conduit alimentaire, et l'effet sympathique le plus grave étant à la tête, il n'est pourtant pas nécessaire de diriger contre lui un traitement spécial. Détruisez la cause, l'effet cessera partout aussitôt.

J'insiste d'autant plus volontiers sur ce qui se passe dans les indigestions que ces maladies sont très fréquentes ; que dans nulle autre on ne peut aussi bien démontrer le siége de la cause et de l'effet. Tout ici est palpable, tout est matériel et du ressort des yeux.

En effet, on vomit des vers, des matières qui n'ont pu être digérées, quoique avalées depuis plus ou moins long-temps. Il est donc de la bonne pratique de s'assurer, en abordant son malade, de l'état des fonctions digestives, qui sont les principales, les plus indispensables à l'entretien de la vie ; leur dérangement dérange toutes les autres.

Si les fonctions digestives se font mal, la chylification ne peut être bonne ni abondante ; alors la circulation de tous les fluides se ralentit, les forces diminuent en proportion du décroissement de l'assimilation et de la nutrition. Le sang n'étant pas réparé convenablement, diminue de quantité, sa qualité s'appauvrit, la partie rouge diminue, la séreuse augmente, ce qui donne lieu à la cachexie.

Il est donc nécessaire, indispensable pour entretenir la vigueur, la force de tout l'organisme, que le corps reçoive une bonne alimentation. C'est à ce prix que toutes les fonctions s'exécutent bien, que la santé se conserve, et est moins exposée à être troublée par des causes qui agissent plus facilement sur des êtres faibles, débiles et mal nourris, chez lesquels toutes les fonctions s'exécutent mal, que sur ceux qui sont dans des conditions contraires.

Rien n'est aussi évident pour montrer l'effet de la faiblesse que ce qui se passe dans l'aller et le venir des fluides qu'exhalent les vaisseaux, pour lubréfier toutes les surfaces et l'intérieur de tous les tissus. D'autres vaisseaux ont mission d'absorber ce qui n'a pas été dépensé ; mais lorsqu'il y a atonie des solides et mauvaise composition des fluides, il y a dans ce cas, de leur part, ralentissement dans l'absorption ; de là,

4.

accumulation dans les cavités et dans le tissu cellulaire de la matière exhalée.

Je le répète, il faut, pour avoir une nutrition convenable, que la digestion soit bonne, et pour qu'elle le soit, ai-je dit, il faut que tous les agens qui y concourent fassent bien leur besogne, et dans la proportion que la nature leur a assignée. Appuyons cette proposition par l'exemple de la part que prend ordinairement la bile dans l'acte de la digestion.

Cette humeur préparée et sécrétée dans le foie, est conduite par des canaux dans la vésicule du fiel, et de là dans le duodénum, pour favoriser la conversion des alimens en chyle, et aussi pour aider le résidu de celui-ci à cheminer vers le rectum et de là être expulsé au dehors ; de sorte que le foie, dans l'état normal, produit de la bile en quantité nécessaire et de bonne qualité ; mais, dans certains cas, il en produit moins que de coutume, et de nature différente. Son séjour trop prolongé dans la vésicule du fiel, sa circulation embarrassée dans les canaux qui la conduisent à l'intestin, lui font manquer aux usages pour lesquels elle est destinée.

De là résultent des digestions imparfaites, nutrition moindre, défécation difficile; circonstances qui ajoutent aux causes déjà si nombreuses des mauvaises digestions. On doit connaître toutes ces causes pour aider la nature à s'en débarrasser.

Les reins, principaux ateliers de la dépuration du sang, en extraient de préférence avec l'urine, les matières salines, terreuses, calcaires, que l'alimentation y a introduites, et aussi ce que la décomposition organique y a ajouté par l'absorption générale. L'accumulation, l'agglomération de ces matières forment les graviers, les calculs.

Le système cutané élimine aussi du sang des matières salines. Les glandes salivaires doivent remplir le même office de dépuration, dès que souvent elles recèlent dans leur intérieur des matières concrètes, salino-terreuses, et dépo-

sent une quantité plus ou moins grande de tar-
tre autour des dents.

Toutes les surfaces muqueuses sécrètent,
extraient du sang une quantité plus ou moins
grande de mucus qui les lubréfie. L'excédant
est rejeté au dehors.

Il y a dans le corps humain dépense conti-
nuelle; il faut donc, pour que tout aille bien,
qu'il y ait aussi réparation analogue à la perte
afin que l'équilibre subsiste; sans cela il y a
dérangement, maladie, faiblesse.

SIXIÈME FRAGMENT.

Deux sources alimentent la vie, l'une le chyle qui nourrit, et l'oxigène qui vitalise. Pour ces deux élémens vitaux il y a une infinité de matières délétères qui, par leur mélange avec le sang, troublent la santé en portant le désordre dans l'harmonie des fonctions.

C'est par la voie des absorbans que ces matières s'introduisent dans notre organisation ; le plus souvent elles sont occultes, invisibles ; on ne connaît leur présence dans le corps que par les impressions qu'elles y produisent. C'est par leurs effets qu'on peut les reconnaître.

Ordinairement tout l'organisme en est impressionné. Cependant la maladie n'est pas tou-

variole, rougeole, scarlatine, déterminent aussi des accidens très graves, des inflammations de dépôts, la carie des os, l'engorgement des glandes, la fièvre lente continue, les hydropisies, la mort même quelquefois, si l'art ou la nature ne parviennent pas à expulser ces matières hétérogènes, à rappeler l'excrétion aux lieux où elle s'opérait avant d'être absorbée.

Il n'est pas toujours très aisé d'atteindre la cause et l'effet du mal qu'éprouvent les fluides et les solides, surtout lorsque le médecin n'a aucun moyen d'arrêter l'absorption; alors la mort du malade est inévitable. C'est ce qui se réalise tous les jours dans les suppurations des organes intérieurs, dont l'évacuation de la matière au dehors est difficile, imparfaite ou impossible, comme dans la phthisie pulmonaire tuberculeuse.

En effet, voyons ce qui se passe chez un sujet disposé à cette maladie; soit qu'il en ait été atteint dans l'âge de dix-huit à trente ans;

qu'il ait eu une croissance très rapide ; que son organisation soit mal proportionnée ; qu'il soit blanc, grêle, fluet, lymphatique, issu de parens de même acabit ; que sa respiration devienne gênée ; qu'il tousse, qu'il éprouve quelque part dans la poitrine une douleur, et que dans ces circonstances il n'ait point d'affection gastrique ou autres maladies qui par sympathie puissent impressionner la poitrine : alors il y a lieu de croire à une altération des poumons. Cependant il n'y a point encore là de fièvre générale aiguë, ni lente, ni continue, il suffit d'un travail local pour ramollir, faire abcéder les tubercules.

De muqueuse qu'était avant cette époque l'expectoration, elle devient purulente. Mais la situation profonde du lieu où s'est formé le pus, sa marche ascendante pour être expectorée, et contre son propre poids, dans un trajet plus ou moins long, devient tous les jours de plus en plus difficile par la faiblesse relative qu'acquiert insensiblement tout l'organisme.

Aussi, et de plus en plus, l'absorption devient facile et considérable ; l'infection étant continue et plus grande, les moyens de nutrition devenant tous les jours moindres, et les pertes augmentant, le malade meurt sans avoir la conscience de son état ; c'est la lampe qui s'éteint faute d'huile. Prévenir alors une telle fin est au-dessus des ressources de l'art de guérir ; il faudrait avoir les moyens de réorganiser cette machine ruinée de toutes parts. Ces moyens, l'art ne les a pas, et vraisemblablement ne les aura jamais.

C'est donc à modifier de bonne heure la constitution lymphatique, à prévenir la formation des tubercules, à en favoriser la résolution que le médecin doit appliquer tous ses efforts ; sans quoi il n'y a point de salut pour les sujets disposés à la phthisie ; dans ce but je me suis servi avec avantage de l'oxide de fer, commencé assez tôt et continué long-temps.

La fièvre continue qui accompagne toujours les suppurations intérieures, comme la cause qui la produit (l'absorption du pus), ne cesse qu'à la mort, parce que la cause et l'effet grandissent l'un par l'autre et semblent se disputer à l'envi qui des deux portera plus de dommages à l'organisme attaqué.

En effet, chez un sujet, ai-je dit, de molle, blanche et lymphatique constitution, issu de parens de même idiosyncrasie, ou d'un autre tempérament perverti, détérioré; chez lequel des engorgemens de tubercules se forment par la lenteur de la circulation des fluides et la laxité des solides, les engorgemens se sont formés, ils existent, et cependant la santé générale n'en est point encore altérée.

L'autopsie qu'on a opérée pour d'autres causes, en a fait découvrir un grand nombre, sans que pendant la vie on se fût douté de leur existence; aussi n'y avait-il point encore là de fièvre continue.

Cette fièvre ne précède point la formation des tubercules, mais elle la suit, et ce n'est qu'après qu'ils ont acquis un certain volume qui,

par leur présence dans le tissu des organes, les
gêne dans l'exercice de leurs fonctions.

Les tubercules situés dans le poumon, la
circulation et l'hématose en souffrent; la toux
qu'ils déterminent trouble les digestions, le
sommeil; finalement le travail local s'opère,
non dans tous les tubercules à la fois, mais successivement, d'abord dans les plus développés,
les plus excités qui abcèdent les premiers, puis
dans les autres. La suppuration qui s'y établit
est en partie absorbée, si elle ne l'est en tota-
lité par la difficulté d'être expulsée au dehors;
alors, et seulement à l'époque où il y a travail,
collection de pus, il peut et doit être absorbé.
C'est aussi à cette époque que commence la
fièvre continue; elle est l'effet de l'absorption
qui, viciant de plus en plus le sang, le rend
aussi tous les jours moins propre à la nutrition.
La maigreur va croissant, les forces diminuent,
les sueurs augmentent, la diarrhée survient, et
la catastrophe arrive d'autant plus vite que la
cause en a été grande et active.

Si les tubercules, dans la période de crudité, ne donnent point lieu à la fièvre générale continue, ce ne peuvent être non plus ces traces plus ou moins apparentes d'inflammation qu'on trouve après la mort sur les membranes muqueuses, ni les engorgemens, les indurations qu'on remarque dans la profondeur des organes; c'est toujours la matière absorbée qui la produit, en voici la preuve :

C'est que, quelque grandes que soient les mêmes inflammations, les mêmes altérations situées extérieurement; quelque étendues et profondes qu'elles deviennent, la fièvre continue n'a point lieu tant que l'excrétion ou la suppuration sont librement évacuées au dehors.

Ceci se vérifie chaque jour dans la suppuration des ulcères aux jambes, dans celle des glandes du cou, des aisselles, des aines et des mamelles; celle du cancer ne donne pas non plus lieu à la fièvre continue, ni à aucune autre espèce de fièvre. Ce n'est que lorsque des croûtes ou quelque autre cause en empêchent la libre évacuation, que l'absorption a lieu ; comme elle a lieu intérieurement par les mêmes causes , avec cette différence qu'ici c'est la nature des choses qui favorise l'absorption. La matière ne pouvant s'évacuer librement au dehors, elle est continuellement absorbée , tandis qu'à l'extérieur l'évacuation est ordinairement facile et aisée.

Cependant il arrive quelquefois que la matière des exanthêmes, rougeole , scarlatine, variole , etc. , est répercutée ; que le mouvement centrifuge que la maladie a déterminé, est arrêté par le spasme de la peau ; dans ce cas , il y a un mouvement réactionnaire du dehors au dedans qui se manifeste par un saisissement , un froid, une pâleur extraordinaire de la peau , par la petitesse du pouls et la gêne de la respiration. Cet état s'aggrave de plus en plus , si la nature ou l'art ne parviennent à éliminer du corps la matière qui a donné lieu à la maladie.

Dans les cas qui précèdent, la nature de la matière répercutée est connue à l'avance ; mais

les fluides impondérables, effluves, miasmes,
que les couches inférieures de l'atmosphère recèlent, nous atteignent à notre insu. Cependant
je ferai observer que tous les individus des
mêmes lieux, des mêmes populations n'en sont
pas affectés, ni à la fois, ni toujours.

D'abord, un individu contracte la maladie
(c'est le plus impressionnable), et pour cela
il n'est' pas nécessaire qu'il éprouve le contact
immédiat d'un autre malade affecté du même
mal ; il a suffi que l'atmosphère en fût saturée,
infectée pour qu'il le contractât ; ensuite, malade lui-même, il vicie à son tour l'air, et par-
là donne plus d'intensité à la cause de la maladie, qui se propage avec d'autant plus de facilité que cette cause augmente.

Cette cause n'est point matérielle, n'est point
visible, elle est occulte ; nous ne pouvons donc,
dans ce cas, faire la médecine des causes,
il nous faut faire celle des effets, et pour cela
il faut étudier la manière dont le corps a
été impressionné au début, et ce qu'il éprouve

pendant toutes les périodes de la maladie.

Cette étude est tellement de rigueur et d'absolue nécessité, qu'on ne saurait secourir avantageusement le malade si on ne connaît ses besoins. On sait la différence qu'il y a, dans la manière de chacun de ceux qui sont affectés de petite vérole, de rougeole, de scarlatine ; maladies d'excitation, de chaleur, de fièvre aiguë, d'expansion qui tend à opérer une crise, un effort vers la peau ; ce qui a lieu au bout de trois ou quatre jours par l'éruption de l'exanthême. Il en est autrement des sujets frappés par les causes qui donnent lieu au choléra-morbus asiatique, à la peste, à la fièvre jaune ; maladies de débilitation, de concentration, d'adynamie, d'ataxie, qui oppriment les forces, gênent ou empêchent les crises nécessaires pour expulser du corps les miasmes, les effluves qui s'y sont introduits.

Les exemples que je viens de citer prouvent suffisamment la nécessité qu'il y a de varier, de différencier le traitement qu'on applique aux maladies, tant par rapport à leur nature que par la manière dont elles impressionnent les malades.

L'air, disons-nous, est le conducteur des effluves et des miasmes qui donnent lieu au développement, à la propagation des épidémies. Ces fluides nous pénètrent par voie d'absorption, par toutes les surfaces où l'air a accès. Cela se fait d'autant plus facilement qu'ils s'appliquent sur des sujets faibles, surtout s'ils se trouvent dans des circonstances où la chaleur aurait dilaté les pores, et qu'ensuite ils eussent éprouvé du froid, un saisissement spasmodique; alors la transpiration, la sueur étant répercutées, elles introduisent avec elles les matières hétérogènes. C'est de cette manière que se contractent toutes les maladies épidémiques.

SEPTIÈME FRAGMENT.

Attribuer la plus grande partie des maladies
à l'infection des fluides, à leur mauvaise composition, c'est s'exposer à être taxé d'*humoriste*,
à être accusé de ne posséder que des idées su-
rannées, de ne pas être à la hauteur des connaissances modernes, même d'être rétrograde.
Ces reproches, qu'on pourrait m'adresser à tort
ou à raison, ne pourraient être fondés qu'autant
que j'aurais, comme les jeunes superbes du jour,
tout individualisé, tout localisé. Dans une organisation complexe, comme celle de l'homme,
composée de solides et de fluides, il me paraît
donc très rationnel d'attribuer la cause de la
maladie à ce qui l'a produite ; d'en chercher

et d'en trouver l'effet là où la souffrance, la lésion sont le plus évidentes, soit fluides, soit
solides.

Car, être exclusivement *humoriste* ou *solidiste*,
c'est être également dans l'erreur ; il est impossible, il est absurde de ne trouver de lésions
que dans l'une des deux grandes divisions de la
composition des êtres animés.

Ainsi je reconnais, avec le bon sens que l'expérience et l'observation confirment tous les
jours, que dans notre corps tout est solidaire,
indivisible, en santé comme en maladie ; tout
s'enchaîne, et bien que la lésion soit quelquefois seulement locale, bien qu'elle n'affecte d'a-
bord qu'une partie solide, elle ne tarde pas
long-temps à impressionner tout l'organisme et
à porter le trouble dans les fonctions des solides comme dans celles des fluides.

De telle sorte que si les fluides sont pervertis,
les solides qui en reçoivent la nutrition ne peuvent éviter d'en éprouver un dommage plus ou
moins grand, et dans leur vitalité qui est mal

entretenne, et dans leurs fonctions qu'ils exécutent mal aussi, parce qu'ils sont affaiblis ou lésés.

Mais ayant attribué le mal à l'absorption, au mélange d'une infinité de fluides ou subtances hétérogènes dans la circulation, il devient indispensable que j'en donne aussi la preuve en signalant les faits.

On pourrait me contester, par exemple, que la rougeole, la variole, la scarlatine et autres maladies cutanées qui affectent particulièrement le derme, soient le produit de l'infection des fluides, mais seulement de l'action, du contact sur la peau de la matière exanthématique, de la même manière dont en agissent sur l'épiderme les rubéfians.

Pour être convaincu de la différence, on n'a qu'à se rappeler qu'il ne faut qu'un temps très court pour que l'action de ces derniers se manifeste sur la peau, que la circulation en est peu ou point affectée, qu'il n'y a point de période d'incubation, de réaction vitale ; tandis que l'infection par absorption, quelle qu'elle soit, ne

produit son effet extérieur (l'exanthème), qu'a-
près plusieurs jours de travail ou de fièvre aiguë
continue.

Je ferai pourtant observer en passant, que
l'action des vésicatoires ne se borne pas toujours
à la peau : c'est lorsqu'une partie des cantha-
rides est absorbée, qu'elles impressionnent de
préférence les voies urinaires et y occasion-
nent des ardeurs, des rétentions d'urine. Il en
est de même de tout ce qui nous pénètre par
voie d'absorption ; son effet se manifeste toujours
à son lieu de prédilection, à celui que la substance introduite impressionne davantage.

C'est ce que démontre jusqu'à la dernière
évidence l'emploi des médicamens par la méthode iatraleptique, qui produisent des effets
analogues à leurs diverses propriétés ; ils ne font
à la peau, sur laquelle on les applique, que peu
ou point d'impression, et cependant ils sont absorbés. Le mercure fait saliver, les émétiques
font vomir, les purgatifs purgent, les diuréti-
ques font uriner, les poisons tuent, etc., etc.

et bien que leur action s'opère sur des solides,
elle ne les altère pas toujours, au moins d'une
manière sensible ; on le voit par le peu de traces
que laisse sur les organes l'acide hydro-cyani-
que, qui cependant donnerait la mort à celui
qui en prendrait une trop grande quantité.

Il résulte de tout ce qui précède (et je le répète), que les causes des maladies sont extrêmement nombreuses, qu'elles altèrent la santé par
toutes les voies, soit qu'elles portent leur action
primitivement ou secondairement sur les solides ou sur les fluides ; dans tous les cas, les uns
et les autres en éprouvent de notables lésions.

C'est donc de la juste appréciation de l'action des causes morbides, sur l'ensemble ou sur
telle ou telle partie de l'organisation, que dépend le succès du traitement ; ce n'est que par
ce moyen qu'on peut espérer de détruire la
cause et faire cesser l'effet.

La cause (il faut le dire), depuis long-temps
on ne la prend plus en considération, et l'effet guères plus. Ce qui le prouve, c'est la con-

duite journalière que tiennent les nouveaux
systématiques, qui ne voient partout et toujours qu'exhalation des propriétés vitales, lesquelles, à les en croire, produisent toujours
l'irritation, l'inflammation : supposition gratuite
et très commode qui dispense de toute. étude
médicale ; car il n'y a pas de commère qui,
aussi bien qu'eux, ne puisse conseiller les sangsues, là saignée, une diète à faire mourir de
faim, à tuer les plus forts et les mieux consti-
tués.

Il est vrai, heureusement, qu'il manque aux
bonnes-femmes la connaissance de ces for-
mulaires (guide-ânes s'il en fût jamais), où
les poisons se disputent à l'envi la préférence
pour porter les plus rudes coups à la vitalité.
Oh ! misères humaines, où en sommes-nous?
et que de crimes sont commis impunément!

Qu'on me dise à présent que pour remédier
à l'effet de tant de causes qui peuvent nous rendre malades, il n'y a qu'à énerver, affaiblir la
nature. à la rendre nulle, impuissante, à l'em-

pêcher de réagir sur les causes! C'est, il faut en convenir, le plus absurde de tous les systèmes; car ce n'est qu'à l'aide de la nature et par son concours que les remèdes que le médecin lui apporte dans la souffrance peuvent être de quelque effet.

Hippocrate, durant sa longue vie, n'eut d'autre occupation que d'étudier chez ses malades la manière dont les fonctions vitales étaient lésées, quelles causes donnaient lieu à ces lésions, quels moyens emploie la nature pour les faire cesser.

Tout ce que la nature faisait alors, elle le fait et le fera toujours: c'est au médecin d'aujourd'hui, comme à ceux d'autrefois, de bien étudier les actes de la vie. C'est le seul moyen de savoir les modérer quand ils agissent avec trop de violence; c'est là le seul moyen de les aider quand ils sont en défaut.

Mieux vaudrait mille fois que le médecin restât dans l'inertie s'il employait des moyens intempestifs, impropres à la circonstance présente, et que ne justifieraient point l'expérience et l'observation.

L'observation ne peut consister à toujours essayer, à tâtonner sans cesse. Cette façon d'agir n'est bonne à rien, puisque en médecine rien n'est encore arrêté; tout est à fixer, à grouper, à généraliser, parce que tout est mis journellement en question, parce qu'on ne cesse de prendre l'effet pour la cause, et celle-ci pour l'effet.

C'est pour faire cesser l'incohérence, le vague affreux qui existe dans l'exercice de l'art de guérir, que je vais tâcher d'indiquer la route à suivre pour atteindre la vérité, du moins pour en approcher.

Il en sera sans doute de mes *Pensées médicales* comme il en a été des paroles de l'Évangile, qui en ont beaucoup appelé, sans qu'il y ait eu beaucoup d'élus. Quelle que soit la crainte que j'aie pour leur résultat, ce ne doit pas être pour moi une raison de ne pas les mener à fin. Elles sont le fait d'une profonde conviction.

Sans cela je me serais arrêté aux premiers obstacles que j'ai éprouvés pour la publication d'un fragment de mon œuvre dans un Recueil médical périodique (voyez ma préface). Il est vrai que mes observations critiques sur l'anarchie qui règne en médecine, durent trouver leur application dans la commission de rédaction du journal qui a refusé d'insérer mes *Pensées.* Je devais pourtant m'attendre à un autre accueil de la part de ce journal, puisque la commission avait annoncé qu'il serait consacré à constater les progrès de la médecine. J'étais en droit d'espérer au moins que si la commission de rédaction de ce recueil n'approuvait pas mes idées, elle me ferait l'honneur de les combattre avec loyauté, et, dans le cas contraire, qu'elle en appuierait la propagation. Elle a mieux aimé garder le silence sur le fruit de mes travaux et de mon expérience, et cela, dans un moment où le vaisseau médical est battu par une effroyable tempête qui, après avoir détruit ses agrès et son gouvernail, a fait perdre la tête à l'équipage. Dans un pareil

état de choses, il faut bien que le gouverne-
ment ait pensé qu'il était urgent de porter quelque remède au mal , puisque par un arrêté du
14 avril de l'année dernière, il a nommé une
commission chargée de rechercher et d'indiquer
les améliorations que peut réclamer l'état actuel
de la législation relative à l'enseignement et
l'exercice de la médecine en France.

HUITIÈME FRAGMENT.

Dans ce qui précède j'ai indiqué beaucoup de lésions que peut éprouver l'organisation de l'homme, et aussi beaucoup de causes qui donnent lieu à ces lésions. J'ai actuellement à m'occuper du système de la nature où des actes qu'elle opère pour prévenir, pour réparer les dommages qu'elle éprouve incessamment, ainsi que des ressources que lui offre la médecine pour l'aider à rétablir une santé dérangée.

La nature a deux moyens pour se guérir des maladies qu'elle éprouve : 1° L'action vitale ordinaire, permanente, essentiellement conservatrice, de composition et de décomposition. Ce travail, elle ne cesse de l'exercer tant que là vie dure; par ce moyen elle assimile pour composer. 2° Elle décompose pour extraire, éliminer, chasser, expulser ce qui n'est plus propre à son entretien ou qui lui est nuisible. Cela s'opère d'abord par la nutrition, et ensuite par les sécrétions et les excrétions.

Tant que ces deux fonctions sont librement exercées, qu'elles n'éprouvent pas de trop grandes difficultés dans leur accomplissement, les choses se passent sans trouble; mais lorsque le rhythme naturel est dérangé par trop de force ou de résistance de la part de quelque cause, alors les mouvemens ordinaires deviennent insuffisans; elle en emploie d'extraordinaires qui lui sont aussi naturels et non moins indispensables pour combattre les maladies, que l'est l'action de digérer, d'assimiler, de respirer pour l'entretien de la vie.

C'est donc d'une fonction médicatrice que je veux parler, et non d'une maladie contre laquelle on n'a cessé d'agir et d'employer toutes sortes de moyens pour la combattre; tandis qu'il fallait la laisser faire, la seconder, au lieu de l'empêcher de fonctionner. Cette conduite erronée a seule entravé tout progrès en médecine, et a été la principale cause des pertes immenses que l'humanité ne cesse de faire.

Cependant Hippocrate avait suivi ou tenu une autre marche. Il observait, il attendait de la nature un effort, un travail local ou général, enfin une crise pour la terminaison des maladies. C'est seulement lorsque les mouvemens étaient irréguliers qu'il cherchait à les régulariser. Que de sagesse dans cette conduite! que de folie et de témérité en suivant une route contraire.

S'il y a trouble dans le plein exercice de la vie, il y a nécessité d'en connaître les causes pour en faire cesser l'effet. C'est ce que nous avons déjà suffisamment prouvé. Nous avons aussi indiqué les organes qu'impressionnent les causes des maladies.

A présent, c'est un devoir pour moi d'indiquer les moyens que la nature emploie pour guérir; et dans ce cas, quel est son mode d'action? Elle ne peut en employer d'autres que ceux qui sont régis par la vitalité, qui impressionnent l'organisme, et sur lesquels l'organisme agit.

Toutes les causes de vie, de maladie et de mort, portent leur action sur le système nerveux qui est agréablement impressionné dans la première, désagréablement dans la seconde, et ne l'est plus à la troisième.

Dans les lésions légères, les moyens que la nature emploie ne se font point apercevoir; mais, dans les autres, un trouble, une agitation extraordinaire se manifestent. Dans le pouls, qui est fort ou faible, petit, concentré ou plein, lent ou accéléré; dans la température du corps qui s'augmente ou diminue; dans la couleur de la peau qui devient rouge, pâle, jaune, terreuse ou violacée. La respiration est gênée, courte, accélérée, soupireuse; les forces musculaires deviennent faibles, débiles ou convulsées; les sécrétions, les excrétions sont augmentées ou diminuées, la nutrition empêchée ou troublée.

Quelques-uns de ces phénomènes se rencontrent toujours dans les maladies; ils sont l'effet des lésions que l'économie animale éprouve, ainsi que des efforts que fait la nature pour rétablir l'ordre troublé.

Ce travail, cet acte vital, indispensable pour la solution des maladies qu'on appelle fièvres, n'est qu'un mouvement d'action et de réaction que le froid spasmodique commence (dans les maladies aiguës), que la chaleur continue, et que la sueur termine. C'est par une suite plus ou moins prolongée d'accès ou d'oscillations, que la cause et l'effet des maladies sont détruits; mais si la nature est impuissante, et si l'art ne vient à son secours, elle succombe à l'ouvrage, aux efforts qu'elle fait.

La fièvre, on la trouve dans toutes les maladies où il faut une crise pour les terminer; il est donc très rationnel de ne pas diriger le traitement contre elle, mais bien de la seconder par son travail réparateur en faisant cesser la cause qui l'a suscitée.

La fièvre , moyen vital de guérison, est aussi variée qu'il y a de causes et d'espèces de maladies : ainsi , dans les lésions locales où l'impression est bornée, où la nature n'a à travailler que sur un espace borné, la fièvre est alors locale comme la maladie ; elle se termine : 1° par la résolution de l'engorgement des vaisseaux de toute nature qui sont là situés ; 2° par la décomposition des fluides qui y sont arrêtés, formant amas, conversion en pus, de nature, couleur et consistance diverses ; 3° lorsque le travail ou la fièvre sont insuffisans, l'engorgement augmente, il devient chronique, il acquiert plus de dureté, il peut devenir squirrheux ; 4° enfin, lorsque la douleur, l'irritation locale ont tellement étranglé les vaisseaux, que la vie y a été étouffée. Alors la décomposition gangreneuse s'empare de la partie malade.

Bordeu, ce savant médecin , croyait la fièvre tellement nécessaire pour la solution des maladies, qu'il cherchait dans celles qui sont chroniques à la rendre plus violente, plus active ,

6.

parce que, dans ce cas, les forces diminuées sont impuissantes pour produire une crise.

Certes, il n'eût jamais pensé que là où il faut exciter, animer la vie, il fallait diminuer les forces pour aider la nature à triompher des obstacles qu'opposent les maladies d'énervation.

Cependant tout le monde a su, tous les journaux de médecine l'ont répété, qu'au Val-de-Grâce, pendant l'épidémie du choléra, on enseignait et on pratiquait les saignées pour combattre cette maladie, et qu'à la moindre velléité de réaction vitale, on ne cessait de répéter les émissions sanguines, bien que d'ailleurs les autres débilitans y fussent employés à profusion, et cela pour prévenir ou empêcher un retour d'énergie, qui seul aurait pu rétablir la vitalité mourante. Qui pourrait ou oserait justifier une conduite si absurde? Cela ne pourrait être sans doute d'après l'expérience, car l'expérience n'a jamais appris qu'ajouter au trop, ôter au manquant, fussent des moyens de pondérer ce qu'on veut équilibrer.

Bordeu réprouve pareillement la conduite des médecins de son temps (*Recherches sur le tissu muqueux*, nº 99), qui faisaient aussi la guerre à la fièvre, aux forces, au sang. Il s'exprime ainsi à l'occasion de la chute de l'angine sur le poumon : « Il n'y a que deux ressources, » la suppuration et les crachats. Or, les précur- » seurs de ces révolutions sont la douleur et la » fièvre qu'il faut bien se garder d'éteindre pré· » cipitamment. On tenterait en vain la résolution » d'une matière qui ayant déjà, pendant le cours » de l'angine, reçu quelques degrés de coction, » doit occasionner un dépôt ou bien être cra- » chée, si ce poumon résiste à la gangrène. *La » fièvre est la grande et l'unique ressource.* » Hippocrate le répète en plusieurs endroits du livre *de morbis* que nous venons de citer ; il le répète parce qu'il l'avait vu, et non point parce qu'il l'avait imaginé. Il faisait ses tableaux d'après nature, et sur le sujet même. Nous ne saurions assez le publier dans un siècle où tant de médecins et tant d'autres personnages sont, pour ainsi dire, à l'affût de la fièvre, pour la combattre dès qu'elle ose se montrer. Pauvre manœuvre fondée sur l'impéritie, et, qui pis est encore, sur des opinions scientifiques mille fois plus dangereuses qu'une sage et modeste incertitude.

Sans la nature, avons-nous dit, l'art n'est rien, et ce qui le prouve, c'est que dans les maladies elle procède, elle agit différemment qu'en santé ; elle détermine un mouvement, un travail extraordinaire ; elle emploie une force ; elle produit une secousse qui met en émoi tout ou partie de l'organisme.

La fièvre est la manifestation la plus évidente des maladies; elle est le symbole de la souffrance, de la douleur. Il n'y a pas de fièvre sans lésion, mais il y a beaucoup de maladies sans fièvre ; c'est lorsque l'exercice ordinaire des fonctions suffit à la nature, pour détruire la cause du mal. Dans ce cas il n'y a point de fièvre, dans tous les autres il y en a. Elle est nécessaire, indispensable.

NEUVIÈME FRAGMENT.

Si la fièvre n'était pas une fonction , si elle était au contraire une maladie *sui generis*, elle ne se rencontrerait pas dans toutes celle qui ont quelque gravité ; elle arriverait seule comme la plupart des maladies ; elle se terminerait comme elles par quelque crise ; tandis que, par son travail, elle les provoque, les prépare , les produit ; aussi disparaît-elle d'elle-même chaque fois qu'elle peut achever son ouvrage, éliminer la cause de la maladie.

Je vais prouver cette vérité par des exemples: Des personnes sont atteintes de contagion , de variole, de rougeole ou de scarlatine ; elles commencent par éprouver de l'abattement, elles perdent l'appétit, elles ont de l'altération. Leur peau devient chaude , rouge , brûlante. Le pouls est plein , accéléré. La fièvre continue sans interruption pendant trois ou quatre jours ; elle ne cesse que lorsque l'exanthême est sorti ; elle ne reparaît plus , à moins que la matière de l'éruption ne rentre , ne soit absorbée ou répercutée. Alors la fièvre (qu'on appelle secondaire) recommence sur nouveaux frais , mais avec des circonstances bien moins favorables , parce que la nature affaiblie , fatiguée par le premier travail , ne peut que difficilement produire une seconde crise , pour expulser cette nouvelle infection , surtout , comme cela est assez ordinaire, quand la gastricité vient s'y joindre. Cette complication fait courir aux malades les plus grands dangers. Ils finissent souvent par périr d'adynamie.

On le voit ici , la fièvre est , au commencement comme à la fin, le moyen de dépuration ; elle ne saurait être la cause de la mort , si elle arrive , parce qu'elle a été impuissante dans l'accomplissement de son œuvre.

Autre exemple : lorsqu'il y a quelque part stase , engorgement des fluides , les nerfs en sont irrités , distendus , un travail local s'y établit, la partie gonfle, rougit, s'enflamme, des élancemens s'y font sentir. La douleur devient de plus en plus vive. Cette fièvre locale ne commence qu'après que l'engorgement a fait quelque progrès. Elle ne finit qu'après qu'elle a converti en pus la matière de la tumeur ; comme cela arrive dans le phlegmon ou autre tumeur inflammatoire.

Là encore , comme dans le premier cas , la fièvre n'est point la maladie , elle n'est que le moyen de la mener à une solution.

Ainsi, lorsque vous aurez arrêté (coupé, comme on dit aujourd'hui) la fièvre, vous n'aurez que désarmé la nature, vous n'aurez point guéri la maladie. Elle reviendra si la cause n'est point détruite. Voilà pourquoi il y a tant de récidives, et de si fréquentes conversions de maladies aiguës en maladies chroniques.

Ces vérités étaient connues d'Hippocrate et

de Bordeu ; mais aujourd'hui elles sont généralement ignorées, méconnues ; aussi la médecine n'est plus une science, elle est une spéculation, un trafic d'idées, les unes plus extravagantes que les autres. L'observation et l'expérience sont là pour justifier ce que j'avance.

La nature n'a donc d'autre moyen, d'autre ressource après les excrétions ordinaires, que les crises pour se débarrasser des causes qui troublent les fonctions qu'elle a à exercer.

Ainsi, lorsque les fonctions de la digestion, de l'assimilation sont dérangées, la nature qui a besoin de repos, produit l'inappétence, le dégoût, l'altération, les envies de vomir, et puis les évacuations spontanées par le haut et par le bas. Ce travail lui suffit quelquefois pour le rétablissement de la santé.

Il en est de même lorsque les produits des mauvaises digestions, ou de toute autre cause, qui, introduits dans la circulation et mêlés au sang, n'impressionnent que faiblement l'organisme ; alors la dépuration s'opère par les sécrétions et les excrétions ordinaires.

Mais lorsque la nature de la cause, sa force d'action sur la vitalité, ne peut être détruite par l'action ordinaire de décomposition et d'expulsion, il s'établit des mouvemens extraordinaires d'action et de réaction, qui tendent à rétablir les sécrétions et les excrétions troublées, à les augmenter si elles sont insuffisantes pour élaguer les causes. Pour cela, elle provoque la sueur à la place de l'insensible transpiration, la diarrhée à la place des selles ordinaires, la diurèse à la place de la sécrétion ordinaire d'urine, etc., etc.

Cela n'exige qu'une plus longue activité dans les fonctions ordinaires, qui ont d'autant plus de prise sur le mélange hétérogène, qu'il est plus mobile, et plus souvent présenté aux émontoires.

Mais lorsque les voies naturelles d'écoulement de ces matières ne peuvent servir à l'évacuation de la cause, parce qu'elle est arrêtée quelque part, qu'elle obstrue certains canaux, qu'il y a

stase, engorgement ou épanchement dans l'é-
paisseur des tissus, qu'elle ne circule plus; alors
elle y détermine un travail qui a pour résultat
l'une des quatre terminaisons ordinaires : la résolution, la suppuration, l'induration, la gangrène.

Les matières hétérogènes qui saturent les
fluides ne produisent pas toujours des engorgemens dans l'intérieur des tissus, ni un travail
fébrile local ou général pour être éliminées du
torrent de la circulation. Elles se font jour souvent au dehors par les pores de la peau : dans
ce cas elles se concrètent à sa surface, y forment
des croûtes.

D'autres fois la nature de l'affection ou de l'infection détermine à la surface de la peau et à
celle de toutes les membranes muqueuses des
ulcérations de nature et de grandeur différentes,
qui servent aussi à la dépuration des fluides.

On le voit, la nature a une infinité de voies
ou moyens pour se débarrasser des matières qui
ne lui sont point homogènes. C'est leur présence

dans la circulation qui pervertit les fluides et qui impressionne si diversement les solides : aussi sont-ils la source de beaucoup de maladies.

J'en ai assez dit sur les moyens que la nature met en jeu pour se guérir des atteintes que la vitalité éprouve de la part d'une infinité de causes.

Voyons à présent si ceux que les médecins emploient répondent toujours à ses besoins, qui consistent à l'aider dans la production des crises, quand seule elle ne peut les exécuter, soit par trop de résistance de la part des causes, soit par la gravité des effets.

La tâche du médecin n'est point de faire tout ce qui lui vient dans la tête, de soumettre la nature à ses caprices, de lui commander des actes qui lui répugnent. Elle n'en exécute que de naturels; elle se refuse d'en produire contre nature, qui ne pourraient qu'ajouter au trouble déjà existant.

La thérapeutique médicale que le hasard a

créée, que l'empirisme a étendue en mettant à contribution tous les règnes de la nature, n'est que le fruit de l'ignorance, dès que le mode d'action des agens qu'elle emploie sur la vitalité est encore ignoré.

Ce qui le prouve, c'est cette grande mobilité dans les prescriptions thérapeutiques que font les médecins. S'ils avaient la connaissance de la cause du mal, de sa manière d'agir sur la vitalité, ils n'emploieraient que des moyens propres à modifier l'état actuel, la maladie.

C'est parce que ces choses-là sont ignorées de la plupart des médecins, que l'anarchie règne dans l'exercice de la médecine. La routine est leur guide, et si un cas nouveau pour eux se présente, ils sont désorientés; ils battent la campagne et sur la nature du mal, et sur le remède à y appliquer.

DIXIÈME FRAGMENT,

—

Les moyens thérapeutiques ont, comme les causes des maladies, la faculté d'impressionner diversement l'organisme. C'est dans la juste appréciation des effets de ces impressions en général, et en particulier sur chaque individu, que consiste la pathologie et aussi la thérapeutique. Celle-ci produit des impressions différentes de celles que les causes morbides ont déterminées : jusqu'ici nous nous sommes occupés de celles qui ont donné lieu à la maladie, nous allons maintenant nous occuper de celles qu'il faut produire pour les guérir.

Un seul système d'organes est impressionnable. Nous avons dit que c'est le système nerveux ;

que c'est lui qui reçoit toutes les impressions du bien et du mal. Il faut les connaître toutes pour savoir en produire d'utiles aux besoins de la vie et de la santé ; jamais d'insignifiantes ou sans valeur, dont le moindre défaut serait de faire perdre un temps précieux, le seul opportun peut-être pour secourir avantageusement les malades.

Les secourir est une grande besogne ; car, pour le faire avec fruit, il faut savoir d'où vient le mal ; si c'est du dedans ou du dehors du corps ; si ce sont les fluides ou les solides qui ont reçu la première atteinte, quel lieu occupe la lésion.

En outre de ces préliminaires, dont la connaissance est indispensable, il faut aussi pouvoir se rendre un compte exact de l'impression que la cause a produite sur l'organisme, et finalement de ce que la nature fait en pareille occurrence pour détruire la cause et l'effet.

Il reste donc à approprier le traitement à l'impression produite, à la maladie que vous avez soigneusement analysée ; mais, pour cela, il faut parfaitement connaître les modifications que vous voulez faire éprouver à l'organisme par vos moyens thérapeutiques, connaissance que l'expérience et l'observation peuvent seules donner. Aucun raisonnement, aucune spéculation ne sauraient les remplacer pour vous les faire acquérir, parce que la vitalité laisse ignorer dans ces actes son mode intime d'action.

Ainsi, il faut produire des impressions pour obtenir des modifications à l'état morbide qui lèse quelque fonction ou quelque organe. Il n'est pas nécessaire de connaître à la rigueur quel nom on a donné à la maladie, mais de savoir ce qui est lésé et par quoi ; et encore comment cet ordre de lésions est ordinairement modifié, combattu par la nature et par l'art : on voit que ce n'est que l'expérience des siècles qui peut sûrement nous éclairer.

Nous disons que les causes produisent trois effets généraux : le premier, c'est de modifier l'irritabilité ; le deuxième, de troubler les fonctions ; le troisième, de dénaturer les fluides et d'altérer les solides.

De l'irritabilité troublée par une impression quelconque résulte la nécessité de la ramener à l'état normal, et cela en faisant cesser la cause et l'effet. Les causes sont extrêmement nombreuses : il serait beaucoup trop long d'entrer ici dans le détail de tous les cas en particulier où l'irritabilité est lésée ; il faut se borner à indiquer les modifications que l'art préconise, pour la modérer lorsqu'elle est trop grande, l'augmenter lorsqu'elle est en défaut.

La nature a mis sur la voie les médecins qui ont su la comprendre. L'instinct des animaux prouve tous les jours l'excellence de son étude pour la seconder.

Pour modérer l'irritabilité augmentée, les premiers moyens à employer sont le repos, la diète, les boissons chaudes, émollientes. Les animaux malades ne mangent point, ils ne font que boire. Imitons leur exemple, nous nous en trouverons bien, au moins pendant la plus grande intensité de la maladie.

Les seconds moyens énervans sont les applications émollientes locales, cataplasmes, fumigations, bains, fomentations.

Les troisièmes sont les narcotiques, les stupéfians.

Les quatrièmes sont les effusions de sang; celles-ci attaquent la vie au cœur. Si elles ont la faculté d'énerver à l'instant, de tuer même tout de suite, c'est une raison des plus impérieuses pour ne les employer que dans les cas où une prompte débilitation est indispensable pour arrêter ou prévenir une réaction trop violente. Dans tous les autres cas il faut s'en abstenir, surtout s'il n'y a pas péril en la demeure, et si les autres moyens peuvent suffire pour ramener le calme.

C'est un crime, un attentat à la vitalité que de lui ôter sans nécessité tout ou partie du sang, du sang qui est obligé de fournir à tous ses besoins, sans qui la vie ne pourrait subsister, parce que rien à sa place ne pourrait convenablement l'alimenter.

Et d'ailleurs la nature énervée, affaiblie par la perte du sang, ne peut plus réagir qu'imparfaitement pour produire des crises indispensables à la solution des maladies ; elle ne peut pas non plus digérer pour réparer les pertes qu'elle fait de toutes parts. Aussi, si tous les malades ne succombent pas aux saignées qu'on fait aujourd'hui avec tant de libéralité, au moins on ne pourra disconvenir que les convalescences ne soient longues et les récidives très fréquentes, parce que la cause et l'effet subsistent en tout ou en partie après les saignées.

Je ne puis me dispenser de faire remarquer ici ce qu'il y a d'absurde dans l'emploi des saignées locales pour combattre certaines maladies ; on leur attribue, dans les contusions et les inflammations, un mérite qu'elles ne sauraient avoir, celui de calmer la douleur, de faire cesser l'engorgement, la fluxion. Dans ces cas, on emploie mal à propos les sangsues sur la partie lésée. Que font-elles là? piquer, sucer, c'est-à-dire irriter davantage, attirer un plus grand afflux de sang.

Qu'ils ne croient pas, ceux qui se disent phy-siologistes, que cela dégorge la partie lésée. Le sang ne cesse pas d'y arriver; il y arriverait tout si les ouvertures que les sangsues ont faites n'étaient fermées. Ainsi on n'a rien gagné de ce côté par leur emploi; seulement c'est du sang versé comme par les autres saignées, avec cette différence que cela se fait ici plus difficilement et moins vite.

Ils ne font pas moins preuve d'ignorance, d'impéritie, ceux qui appliquent les sangsues sur les parois de l'abdomen, du thorax ou du crâne, pour soulager les organes situés profondément dans l'intérieur de ces cavités. En effet, les viscères qui sont renfermés dans les deux premières prennent leurs attaches, reçoivent leurs vaisseaux de la partie postérieure du bas-ventre et de la poitrine; il n'y a donc pas conti-nuité directe du tissu malade avec la place sur laquelle on les applique. C'est improprement, abusivement, qu'on appelle cela faire des saignées locales.

Le sont-elles davantage celles qu'on fait autour de la tête pour des lésions qui affectent les parties renfermées dans l'intérieur de cette boîte osseuse? Non. Il y a ici, comme dans les deux autres cavités, vide, séparation entre le mal et le remède.

A toutes les causes ou moyens d'affaiblissement que je viens de citer, il faut ajouter ce que la vie dépense pour son plein exercice. De ce nombre sont les sécrétions et excrétions ordinaires ; mais il est aussi d'autres pertes que la maladie occasionne et qui ne peuvent être réparées de suite, telles que : les sueurs, la diarrhée, les vomissemens, les crachats, les suppurations, les diurées, les hémorrhagies spontanées ou périodiques, l'allaitement, etc.

L'énervation, le dépérissement est d'autant plus prompt et plus inévitable que les causes en sont plus nombreuses et plus actives, surtout

lorsque les actes réparateurs sont nuls ou insuffisans pour balancer les pertes que ne cesse de
faire le corps, en maladie comme en santé.

L'impuissance de réparer est une conséquence nécessaire de la faiblesse où la maladie
a jeté tous les organes. Ceux de la digestion
et de l'assimilation sont aussi impuissans, et
plus que les autres pour remplir leurs fonctions ;
de là résulte le danger de trop diminuer les forces ; il est d'une très bonne pratique de les ménager, de ne pas réduire la nature aux abois,
de lui conserver assez d'énergie, pour qu'elle
puisse résister à la longueur des maladies, et opérer les crises nécessaires à la guérison, lesquelles n'ont point lieu si la faiblesse est radicale.

ONZIÈME FRAGMENT.

Les moyens modérateurs de l'excitation vitale, que je viens de signaler, ne sauraient suffire, dans le plus grand nombre des cas, au rétablissement de la santé, parce qu'ils n'ont que la propriété de calmer. Il faudrait qu'ils eussent aussi celle de détruire la cause ; ne l'ayant pas ordinairement, ils ne sont que les auxiliaires des autres moyens propres à combattre cette cause.

Aussi sera-t-il bien arrêté, et on ne saurait assez le répéter, que lorsque l'irritabilité est exaltée, on aurait beau chercher à la modérer, à l'affaiblir, si on n'en détruisait en même temps la cause, on n'aurait que reculé la

difficulté sans l'avoir vaincue. Quelques exemples rendront cette vérité de la dernière évidence.

Premier exemple. — Un enfant a une denti-
tion difficile ; il est pris de convulsions que
l'exaltation de l'irritabilité a déterminées ; en
les calmant on n'aura pas détruit la cause, qui est
la pénible éruption des dents ; l'enfant sera sujet
à des récidives, tant que les dents n'auront pas
percé les gencives.

Deuxième exemple. — Qu'un homme ait reçu
une balle, l'irritabilité que vous aurez voulu
calmer donnera lieu à la douleur, à la chaleur,
au gonflement, à la fièvre locale et générale,
enfin à la suppuration ; vous aurez modéré l'irritation, et aussi les accidens qu'elle aura déterminés ; mais la maladie ne guérira entièrement que lorsque la cause (la balle) sera
éliminée.

Troisième exemple. — Une femme est au terme
de sa grossesse ; l'irritabilité de l'utérus est mise
en jeu par le travail de l'enfantement ; il a com-

   PENSÉES MÉDICALES.

mencé, il est difficile, les contractions utérines ne peuvent expulser l'enfant; la mère est prise de convulsions, on emploiera tout pour les modérer, les arrêter; mais il n'y a que la parturition qui, faisant cesser la cause, fera aussi cesser l'effet.

Quatrième exemple. — Des alimens ou d'autres substances sont ingérés, ils ne peuvent être digérés; leur présence dans l'estomac, dans les intestins, les irritent, donnent lieu à la cardialgie, aux coliques, aux nausées, aux vomissemens; on aura beau chercher à les calmer, on n'y parviendra qu'en expulsant la cause.

Cinquième exemple. — Dès le début, toutes les causes des maladies ne sont pas aussi appréciables, aussi visibles que celles que nous venons d'indiquer, parce que beaucoup donnent lieu aux mêmes symptômes, impressionnent de la même manière l'organisme. De ce nombre sont les maladies exanthématiques, les effluves, les miasmes absorbés.

Ces maladies donnent lieu d'abord à un saisissement, à un mouvement de concentration, puis à une fièvre continue, à un effort d'ex-pulsion, qui ne cessent que lorsque la nature a produit une crise qui élimine la cause.

Dans tous ces cas, vous ne savez à quelle cause attribuer la maladie; vous auriez beau, dans ce temps de travail, amollir, affaiblir, si vous ne rendez la nature impuissante, elle tendra toujours à produire un effet, une crise. Il faut donc attendre, puisque vous ne savez à quoi vous en prendre; rester en expectative, observer le travail de la nature, n'agir pour là seconder que lorsque ses besoins sont bien connus.

Faire autrement, c'est porter à tout hasard la perturbation, le trouble dans les efforts que ne cesse de faire la nature pour rétablir l'ordre altéré; en effet, ignorant, *à priori*, la cause et le siége du mal, vous ne pourriez que l'aggraver au lieu de le guérir.

Il est vrai qu'à ceux qui ne voient toujours, et partout, que des organes irrités, enflammés , il ne paraît pas nécessaire de prendre tant de précautions ; aussi emploient-ils tou-jours les anti-phlogistiques, les révulsifs, les sé-datifs les plus énergiques, les anti-pyrétiques quelquefois, jamais nulle espèce d'évacuans. Demandez-leur, après une telle conduite, quelle médication ils ont pensé produire, ils n'en savent rien : la preuve en est dans la disparate des effets que produisent leurs moyens médicateurs.

Nous avons indiqué les moyens de modérer l'irritabilité augmentée, voyons à présent ceux que l'art préconise pour la rétablir dans son état normal, lorsque la maladie l'a trop diminuée.

D'abord, faire cesser les causes de la débilitation, et pour cela il faut les bien connaître, sinon on tomberait dans un vague, une incertitude de conduite qui ne pourraient qu'être funestes aux malades.

Les forces en excès, avons-nous dit, sont combattues par la diminution ou la suppression des alimens. De là résulte que l'assimilation étant moindre ou nulle, et les pertes que fait le sang pour fournir à l'entretien de la vie étant les mêmes ; ces forces ne peuvent que décroître très rapidement, mais jamais aussi vite que par les pertes qu'éprouve le sang au moyen des saignées. On le voit tous les jours dans nos cuisines et dans les abattoirs, les animaux y périssent très vite, par la soustraction qu'on leur fait éprouver du fluide vital par excellence.

On devient donc criminel, je le répète, de verser le sang sans nécessité, par habitude ou complaisance. Le devoir du médecin, qui a pour but la conservation de la santé et de la vie, ne peut remplir ce but qu'en veillant à la conservation et à l'intégrité de toutes les parties qui composent le corps humain ; et certes, le sang en est une partie essentielle, puisque l'homme ne saurait vivre sans lui ; on ne peut donc en diminuer beaucoup la quantité sans léser la vitalité.

C'est donc un devoir impérieux que de le ménager, de le réparer par une bonne alimentation, surtout lorsque la quantité en est diminuée, lui qui est la base de la vie, l'aliment de la force.

Une bonne et suffisante nutrition n'est pas toujours facile à obtenir, parce que les forces qui manquent aux autres appareils, manquent bien davantage à celui qui, quoique malade, est chargé de digérer; car souvent il est dérangé ou souffrant par une cause idiopathique, et sympathiquement par presque toutes les maladies.

D'après cela, le corps ne peut remplir aisément les fonctions que la nature lui a départies; étant malade en effet, ou débile comme les autres parties lésées, il ne peut pas plus qu'elles s'acquitter des siennes. Il faut donc pendant la maladie, et après avoir détruit la cause et l'effet, ne lui donner à faire qu'un léger ouvrage, une digestion facile, et l'aider à l'accomplir avec des toniques. Le quinquina, quand il est nécessaire, doit y occuper le pre-

mier rang : il a la propriété de remonter les forces autant que les saignées ont celle de les
diminuer, de les détruire.

Beaucoup d'autres moyens concourent à la
restauration des forces; de ce nombre sont : l'ha-
bitation d'un lieu bien exposé au levant ou au
midi, la respiration d'un bon air, l'exercice modéré, les frictions sèches sur tout le corps,
l'usage des amers, des ferrugineux, la distrac-
tion, la gaîté, un sommeil paisible pris sur une
bonne couche, ni trop molle, ni trop chaude, la
liberté du ventre, sans avoir de déjections trop
abondantes ou trop fréquentes, une bonne
température de la peau, qui favorise l'insensible
transpiration, sans donner lieu à la sueur;
éviter enfin les causes énervantes, physiques ou
morales.

Nous n'avons pas besoin d'énumérer ici toutes les causes qui troublent les diverses fonctions, ni d'indiquer en particulier les moyens
d'y remédier; nous en avons déjà indiqué plusieurs, les traités de pathologie les font assez

connaître en détail ; nous ferons seulement observer, en passant, qu'il n'y a pas de maladie sans
cause ni d'effet sans une impression ; il faut nécessairement les connaître, les apprécier pour y
porter remède avec fruit.

Il est des causes qui impressionnent l'organe
de la sensibilité, comme un vésicatoire appliqué
à la périphérie, un purgatif agissant sur la muqueuse intestinale, etc.

D'autres le sont indirectement, par l'intermé-
diaire des solides ou des fluides : les solides sont
impressionnés directement par le contact immédiat de la cause, comme nous venons de le voir,
d'autres fois par la voie des fluides dont la cause
a été absorbée ; elle se porte partout où le sang
circule, et va avec lui impressionner tout ou
partie de l'organisme, tel organe, ou telle partie
de préférence à telles autres.

Lorsque le sang est bien constitué et sans
mélange de matières hétérogènes, qu'il abonde
en parties nutritives, il donne au corps la vigueur, la force nécessaires à l'exercice d'une

bonne santé ; mais lorsque ces qualités lui manquent, le corps est plus faible et la vie plus lan-
guissante, surtout s'il est imprégné de matières
hétérogènes, incompatibles avec la vie ; alors elles
donnent lieu à la maladie, qui est toujours relative à la nature des impressions que le système
nerveux aura reçues de l'infection.

Ces causes, on le voit, sont permanentes, les
premières pour la santé, les secondes pour la
débilité, et les troisièmes pour les lésions qu'elles
produisent ou entretiennent, jusqu'à ce que la
cause en soit épuisée.

Le sang, avons-nous dit, est, dans le premier
cas, riche en bonnes qualités ; elles lui manquent
dans le second, ce qui nous oblige de chercher
à lui donner ce dont il est privé, comme, dans
le troisième, il faut aider la nature à le débarrasser des impuretés qui l'altèrent, le salissent ou
l'empoisonnent.

Lorsque les fluides sont pervertis, ils impressionnent désagréablement les solides. On le voit,
lorsque la bile est absorbée : elle donne lieu à

beaucoup de maladies, et l'ictère qui résulte de cette absorption est une preuve évidente que beaucoup de matières peuvent être et sont absorbées, quoique leur présence dans le sang ne soit pas aussi manifeste que celle de la bile.

DOUZIÈME FRAGMENT.

—

Voyons à présent quels sont les moyens que la nature met en usage pour remédier aux troubles, aux désordres, aux lésions qu'elle éprouve.

Nous avons dit qu'elle employait dans ce but un travail local ou général, que je nomme *fièvre*, soit continue, intermittente ou rémittente. Cette différence d'agitation dépend de la nature des causes qui impressionnent diversement les malades. Ce travail n'est ainsi établi que pour produire des crises qui se manifestent par des vomissemens, des diarrhées, des sécrétions plus abondantes de bile, d'urine, de transpiration, de sueur et de toutes les autres sécrétions et

sorte sur toutes les parties la vitalité que des lésions ont concentrée sur quelqu'une. Voilà son effet perturbateur. Nous citerons, pour exemple de ce qui précède, les douleurs plurétiques qui gênent la respiration, et les inflammations de la gorge qui empêchent la déglutition. Ces affections qui, d'après le système. de Broussais, devraient s'aggraver par le vomissement, même le rendre impossible, sont aussitôt diminuées et, dans peu, guéries par son action.

Il ne produit pas de moindres effets dans les chutes, les coups à la tête, dans l'imminence de l'apoplexie, dans la fureur maniaque, toutes maladies qui, au premier aperçu, sembleraient le proscrire, bien que l'expérience le préconise.

L'effet général du vomissement est donc de produire d'abord la perturbation qui, par son action plus ou moins forte, rapide, insolite, rompt toute fluxion locale commençante ; et qui, par la concentration de la vie sur un seul point, menacerait tout l'organisme d'un prochain bouleversement, de la mort même, si les forces vitales n'étaient promptement équilibrées.

Le vomissement ne peut être exercé et produire une interversion, un déplacement de l'irritabilité, sans devenir en même temps évacuant. Aussi expulse-t-il par le haut les matières contenues dans le ventricule, les poisons, les vers, la bile et autres substances qu'il peut renfermer. Il produit aussi, par son action répétée, le déplacement, l'expulsion de la bile, des calculs biliaires, qui par une cause quelconque sont retenus dans la vésicule du fiel ou embarrassés dans les canaux cystiques, hépatiques ou cholédoques, pour être conduits ensuite dans le duodénum et l'estomac.

Je dis par son action répétée, car il arrive souvent qu'on ne vomit de la bile qu'après avoir déjà vomi plusieurs fois de l'eau seulement, et qu'après avoir éprouvé de vives douleurs dans l'hypocondre droit, indice certain des difficultés qu'éprouvent dans leur trajet la bile ou les calculs pour se rendre dans l'estomac. Une fois arrivés là, le viscère les rejette avec impétuosité, même long-temps après qu'on a cessé de boire de l'eau tiède ; de là résulte la nécessité de prolonger pendant quelque temps le vomissement pour expulser la bile qui se trouverait ailleurs que dans l'estomac.

Le vomissement, par les évacuations qu'il procure, guérit une infinité de maladies ; les constipations, l'inappétence, les douleurs d'estomac, la fièvre dite bilieuse, et surtout les embarras gastriques ou affections dites saburales. On sait que ce genre d'affection est celui qu'on rencontre le plus souvent, soit dans son état de simplicité, soit compliqué avec d'autres maladies.

Les rapports sympathiques de l'estomac avec les différentes parties du corps font qu'il existe très peu de maladies aiguës qui ne portent leur influence sur cet organe. Toutes les fièvres dites essentielles, les phlegmasies, les coups, les fractures, les luxations, les grandes opérations, enfin toutes les lésions qui impressionnent beaucoup l'organisme, donnent lieu à une réaction vitale qui trouble plus ou moins les diverses fonctions.

Nous avons dit que l'action du vomissement est révulsive ; elle se manifeste sur des organes plus ou moins éloignés de l'estomac. A cet effet, on voit les vaisseaux capillaires de la peau, dans l'érysipèle, de la conjonctive, dans l'ophtalmie, se dégorger, pâlir ; dans la dyssenterie, les douleurs, le tenesme, les déjections muqueuses, sanguinolentes, diminuent ou cessent. Elle n'est pas moins évidente dans les hémorragies passives ou symptomatiques de l'utérus, dans l'hémoptysie de la même nature.

A l'occasion de cette dernière hémorragie, je vais rapporter une observation d'un grand intérêt :

Deluc, âgé de vingt-deux ans, avait perdu depuis peu de temps sa sœur, morte de phthisie pulmonaire. Lui, il est de grande stature, poitrine resserrée, peau jaune, brune, terreuse; il se livre aux excès de l'onanisme ; il éprouve depuis dix mois une douleur dans l'hypocondre droit, des constipations, de la toux, quelques crachats muqueux par intervalle, des crachemens ; il est saigné au bras, on lui applique des sangsues à la marge de l'anus, il boit de la tisane de consoude. Cet état ayant empiré par l'hémorragie qui était devenue alarmante, je fus appelé à cette époque de la maladie, pour la première fois le 27 avril 1819, dans un moment où le malade perdait beaucoup de sang. J'appris que ce n'était que depuis peu de jours que les crachemens de sang avaient ainsi augmenté, qu'ils ne se manifestaient que de deux jours l'un, et dans l'après-midi ; ils étaient accompagnés de dégoût, de douleurs précordiales et sus-orbitaires, d'enduit jaune sur la langue, de peu d'altération, enfin la gastrite était imminente. Prescription de limonade de citron, lavemens émolliens, diète sévère ; le 28, point d'hémorragie, journée assez bonne ; le 29 après-midi, douleur de tête, crachement de sang, gêne de la respiration, moral très-affecté ; le 30, rémission, application d'un vésicatoire au-dessous du sein droit ;

le 1ᵉʳ mai, même état que le 29 avril, peu de soulagement; le 2, rémission; le 3, Deluc et sa famille consentent enfin à un vomitif que j'avais proposé lors de ma première visite.

Le vomissement fut aisé, il produisit d'abondantes évacuations de bile de toutes les couleurs; l'après-midi fut meilleure, il n'y eut pas de crachemens de sang; le malade fut purgé le 6, et le 8, son teint devint meilleur, sa langue se dépouilla, son appétit et ses forces s'accrurent de jour en jour; il recouvra une bonne santé qu'il fortifia par l'usage journalier de quelques tasses d'infusion de lichen d'Islande; le vésicatoire fut entretenu jusqu'à la fin du mois d'août et remplacé par des gilets de flanelle sur la peau.

Le 25 juillet 1820, Deluc ayant le pouls plein, dur et fort, la respiration gênée, éprouve à la bouche un goût de sel; saignée au bras, boissons délayantes, régime tempérant; comme l'année précédente, le crachement de sang survint, accompagné de gastricité. Le 17 août, un vomitif produisit d'abondantes évacuations de bile par le haut ; il fut purgé le 19 et le 21 , sa santé fut promptement rétablie, à cela près qu'il conserva au côté droit inférieur de la poitrine un sifflement pendant les mouvemens de la respiration, qui, sans le faire souffrir, l'affectait cependant beaucoup. Il se livra, ou pour mieux dire, il reprit l'exercice immodéré de la chasse et d'autres passions aussi nuisibles.

Le 9 mars 1821 , l'hémoptysie ayant reparu, accompagnée des symptômes de la gastricité, Deluc fut mis à la limonade et au bouillon ; le crachement de sang était très abondant tous les matins ; il refusa de prendre un vomitif, et consentit, le 14 seulement, à l'application d'un vésicatoire sur la poitrine. Le 15, un charlatan, se disant médecin, s'empare de la confiance du malade, blâme tout ce que j'avais employé précédemment pour le guérir, et surtout le vomissement ; il déplace le vésicatoire qu'il établit au bras, purge le malade, le met à l'usage du lait ; la fièvre augmenta, l'hémorragie continua, et trois semaines après Deluc n'existait plus.

Par le récit de ce fait, qui démontre jusqu'à la dernière évidence l'action révulsive du vomissement, j'ai en vue de prouver qu'en déplaçant l'irritabilité, on déplace l'afflux, l'extase fluxionnaire, qui peut se fixer sur quelque partie plus aisée à impressionner que telle autre.

Chez Deluc, ce fut constamment le poumon qui fut le plus impressionné, le plus fluxionné.

Le vomissement est anti-spasmodique. Cet effet se manifeste toutes les fois qu'on le détermine pour combattre les convulsions que produisent les vers intestinaux, les indigestions chez les enfans. Il rompt le spasme qui précède et souvent empêche l'éruption de la rougeole, de la variole ; d'après cette propriété que je lui reconnaissais depuis long-temps, je l'ai prescrit dans un cas sans doute bien extraordinaire, le voici :

Je fus appelé à Bulet, à trois lieues de mon domicile, auprès de M. Threillard, marchand, qui depuis trois jours éprouvait une rétention d'urine, que l'emploi de divers moyens n'avait pu faire cesser ; réuni en consultation avec MM. Duteau et Dubedat, ce dernier, médecin du malade, on m'apprit que M. Threillard travaillait à son jardin en chemise et par un temps de brouillard ; il avait éprouvé, en quittant le travail, un froid, un saisissement désagréable, sans que pour cela il eût quitté sa chemise plus qu'humide ; bientôt après il éprouva des envies d'uriner, sans pouvoir se satisfaire. Rien n'ayant pu rétablir cette déjection, il était impossible d'employer chez ce malade le cathérisme, vu qu'il ne rendait l'urine depuis son enfance (par suite d'une chute sur le périnée) que par un filet extrêmement délié ; le rétrécissement de l'urètre n'aurait point permis à aucune sonde de pénétrer dans la vessie. Je ne fis aucun essai ; d'ailleurs on n'avait point là de trois-quarts pour faire la ponction. Cependant il était urgent de vider ce réservoir ; je propose, non sans exciter la surprise de mes confrères, de donner tout de suite (trois heures du soir) un vomitif, qui ne fut accepté que par complaisance, et parce qu'on n'avait dans l'occurrence rien de mieux à proposer.

A l'aide de l'eau émétisée, le vomissement fut bientôt déterminé; il fut entretenu avec de l'eau tiède servie en abondance. En moins de deux heures le cours des urines fut rétabli par la cessation du spasme, fixé sans doute sur le col de la vessie. Pendant vingt ans qu'a survécu M. Thréillard à cet accident, il n'a point éprouvé de nouvelle rétention d'urine.

On le voit, ici, comme toujours, la destruction de la cause a fait cesser l'effet; dans un cas ordinaire, on aurait instrumenté pour forcer le passage, afin de donner issue à l'urine, au risque d'irriter, d'enflammer le canal, de faire de fausses routes, de donner lieu à la formation de dépôts d'urine, d'abcès et de fistules. C'est ce qui arrive très fréquemment.

La cicatrisation des blessures du canal de l'urètre donne lieu à des rétrécissemens que plus tard on veut détruire par dilatation forcée ou par les caustiques. Ces moyens ne font souvent

qu'augmenter l'obstacle sans détruire la cause ,
qui dès l'origine aurait pu être combattue avec
facilité, si c'était à elle qu'on se fût adressé.

Le vomissement est sudorifique ; il est très
rare que l'action de vomir, entretenue un certain temps avec de l'eau tiède, ne fasse pas suer ;
il le fait en raréfiant par la chaleur tous les fluides , en portant par expansion du centre à la
circonférence ; il est , par cette propriété , l'un
des meilleurs moyens que la médecine puisse
employer au commencement des dyssenteries
produites par la répercussion de la transpiration
sur les entrailles ; il la rapporte à la peau, ainsi
que la matière de la goutte, des exanthêmes ré-
percutés.

Le vomissement est expectorant ; lorsqu'on
l'emploie dans les pleurésies bilieuses et catar-
rhales, lorsque la douleur de côté , l'oppression
et la toux ne sont que symptomatiques, que
l'expectoration rouillée est rare et difficile, dans
ces cas, le vomissement, en détruisant la cause ,
diminue l'effet sur les plèvres, ce qui facilite

l'expulsion des crachats et par là le dégorge-
ment de la partie irritée ; les crachats ne tardent
pas à devenir aisés, abondans et moins rouillés.

Le vomissement ne produit pas moins d'a-
vantages dans les catarrhes qui tournent en
longueur chez des sujets affaiblis par l'âge, dont
le parenchyme pulmonaire se laisse facilement
inonder de mucus. L'excitation qu'il produit
sur l'estomac fait une heureuse diversion en fa-
veur de l'organe pulmonaire affaibli ; il divise,
atténue les matières épaisses, engouées, rend
par là l'expectoration plus facile, la curation de
ces maladies plus prompte.

Nous avons vu combien est étendue l'action
thérapeutique du vomissement : elle porte son
influence sur toutes les parties de la machine
humaine. Il produit un mouvement du centre
à la circonférence, et du bas en haut, différent
et à l'encontre de celui qui s'opère ordinairement dans l'estomac, qui est de haut en bas.
C'est dans ce dernier sens que les purgatifs produisent leurs effets, d'attirer sur la muqueuse

intestinale un afflux plus ou moins considérable de fluides de diverse nature, d'y attirer même ceux qui forment collection aqueuse dans le crâne, le thorax et l'abdomen, enfin le produit de toutes les hydropisies.

Cette membrane est douée d'une faculté absorbante que ne possèdent point au même degré les autres ; elle est chargée, à l'aide de ses nombreuses et amples bouches, d'absorber les produits de la digestion. C'est à cette force d'absorption qu'on doit la facilité d'introduire dans la circulation beaucoup de remèdes qu'on emploie pour combattre une infinité de maladies.

Si par la voie de l'intestin on peut introduire dans l'économie animale beaucoup de substances, on peut aussi par cette voie en extraire beaucoup ; les exhalans y sont aussi en très grande quantité.

C'est d'après cette dernière faculté qu'on peut à volonté, en excitant la muqueuse intestinale, augmenter les sécrétions, les excrétions (évacuations alvines) ; les purgatifs produisent ce

résultat, et par là donnent au médecin le pouvoir de remédier aux constipations, d'évacuer les
vers, la bile qui ne coule pas et les matières
qu'on n'a pu digérer.

Ces sécrétions et évacuations ne peuvent être
très augmentées sans débiliter, affaiblir, d'abord
par la suspension ou le trouble de la nutrition,
et puis par la soustraction qu'ils opèrent de
beaucoup de fluides ; par cette perte ils produisent une prompte déplétion, ce qui les rend
tout à la fois évacuans, dérivatifs, révulsifs. On
voit déjà de quelle ressource sont les purgatifs
pour remplir une foule d'indications.

La nature produit aussi quelquefois des évacuations intestinales extraordinaires. Par la diarrhée, elle opère des crises qui servent de solution à beaucoup de maladies. Hippocrate et tous
les médecins observateurs ont fait depuis long-
temps cette remarque.

Aussi, malheur, cent fois malheur à ces médecins systématiques qui ne considèrent les déjections accélérées, liquides, que comme étant

9.

le résultat d'une lésion locale qu'une irritation inflammatoire a déterminée, bien que l'absence de la douleur, de la chaleur, de la soif et de la tension de l'abdomen n'autorise point une telle pensée. On a dit quelque part, et avec raison, que le dévoiement de peu de jours est un bénéfice de santé.

De tous les temps on a reconnu, surtout chez les vieillards, le besoin d'exciter quelquefois les ventres paresseux à se vider; de là est venu cet usage immodéré, souvent intempestif, de prendre des poudres, des pilules, des élixirs purgatifs. Le plus dangereux de tous les laxatifs est sans doute celui de Leroi! mais à qui faut-il s'en prendre s'il a grande vogue, malgré ses dangers? C'est à ceux qui ont proscrit entièrement les purgatifs; c'est aux adeptes de la doctrine physiologique, aux fauteurs de la médecine localisée, qui ne peuvent comprendre qu'il y ait lésion des fonctions sans lésion de texture d'un organe.

Nous disons donc, d'après l'expérience de

tous les jours, que les purgatifs sont évacuans des matières renfermées dans les intestins et de celles que leur action excitante y attire. D'après cette dernière propriété ils sont dérivatifs de toutes les fluxions, stases, engorgemens situés sur quelque organe de l'intérieur ou de l'extérieur de la tête, du cou, de la poitrine et du bas-ventre.

Je pourrais dire aussi qu'ils sont en même temps révulsifs, parce qu'ils ne peuvent opérer la dérivation sans produire aussi la révulsion, qui n'est au reste, et toujours, que le déplacement de la sensibilité fixée sur une partie où elle engendre une fluxion, une stase, un engorgement ou simplement un spasme, une douleur ; alors, en produisant sur le tube intestinal ou ailleurs une irritation plus grande, on y attire aussi un abord plus grand des fluides, en changeant le siége de l'excitabilité.

Nulle part on ne peut opérer un effet évacuant, dérivatif ou révulsif aussi grand, aussi prompt que celui qu'on détermine en agissant

sur le tube intestinal avec des purgatifs. Sa surface interne s'y prête à merveille par sa grande
étendue et sa facile irritabilité; on peut aisément, disons-nous, y produire un afflux, une
sécrétion très abondante qui affaiblit, il est vrai,
par l'évacuation des sucs blancs (lymphe séro-
site), mais jamais autant que les saignées, de
quelque nature qu'elles soient, qui ont l'inconvénient d'attaquer le principe, l'aliment de la
vie, en diminuant la partie rouge, la chair cou-
lante, le caillot ou cruor. C'est en lui que réside
la source de la vitalité ; en voici la preuve :

Quelque abondante que soit la sueur (sérosité
extraite du sang, partie intégrante de cette humeur), elle ne produit jamais une débilitation,
une énervation aussi grande ni aussi prompte
que celle qu'on éprouve par les émissions sanguines, quoique faites en bien moindre quantité
relative.

En effet, une soustraction de sang, même
peu considérable, donne souvent lieu à la syn-
cope, et chez des sujets déjà affaiblis par l'âge

ou la maladie, elle peut donner la mort. J'ai
recueilli, dans peu de temps, plusieurs exemples de saignées pratiquées inconsidérément,
par un très jeune médecin qui, quoique admis
tout récemment au nombre des membres correspondans de l'Académie royale de médecine,
n'en ignore pas moins les premiers élémens
de la science; disons même en passant, que si
l'on devait juger de la compagnie par le compagnon, il y aurait beaucoup à reprendre sur sa
composition.

Quoi qu'il en soit, revenons au dommage que
fait éprouver la perte du sang (nous disons la
perte de la partie rouge); une petite quantité
affaiblit, une grande tue plus ou moins vite;
on le voit, le moindre inconvénient des saignées, c'est de rendre les fonctions languissantes, les convalescences longues et les rechutes
fréquentes.

La diminution des sucs blancs, au contraire,
ne fait que de débiliter; ils sont facilement réparés par les boissons, tandis qu'à la suite des

pertes de la partie rouge, il faut digérer, assimiler pour la réparer, ce qui n'est pas toujours
facile. La maladie s'y oppose le plus souvent; il
faut donc, qu'au lieu de diminuer le fluide vital
par excellence, on ait soin de le ménager; il
faut en être avare, et produire par d'autres
moyens la débilitation, la modération que les
actes de la vie peuvent réclamer.

TREIZIÈME FRAGMENT.

—

D'où vient cette grande, cette constante préoccupation de toujours saigner, comme cela se fait depuis vingt ans? Récrudescence funeste d'une autre époque, où l'on ne croyait jamais, de même qu'aujourd'hui, avoir assez versé de sang. On ne peut pas dire malheureusement que ce sont seulement les physiologistes sans physiologie qui tuent : les vieux médecins, comme les jeunes, se hâtent à présent d'ouvrir de larges voies à l'écoulement de la vie. Ils ont tous, pour excuse, la nécessité de combattre l'inflammation, qu'ils voient partout et toujours. Et encore, fût-il vrai, comme il ne l'est pas, que l'inflammation existe toujours, il res-

terait encore à prouver qu'il n'y a point d'autres moyens d'y remédier qu'en sacrifiant une
partie de la vitalité , sous prétexte de sauver
l'autre.

Cependant, s'il est incontestable que, dans le
plus grand nombre des maladies, les forces ne
sont point en excès , soit que cela dépende du
tempérament, de l'âge ou de la nature des lésions, qui dans la plupart des cas les dépriment
plutôt que de les exalter, il faut que la nature
soit assez forte pour produire une réaction salutaire (une crise), pour détruire la cause et l'effet. Saigner sans exception dans tous ces cas,
c'est rendre la nature impuissante à résister à la
violence ou à la longueur de la maladie.

Il y a d'autres moyens de débilitation à employer sans attaquer la vie au cœur, sans sous-
traire de suite une partie intégrante, indispensable à l'individu malade : la diète, les boissons,
les bains, les fomentations, les cataplasmes
chauds émolliens, les sueurs, enfin les calmans, les débilitans anti-spasmodiques, suffisent

ordinairement et de reste pour diminuer l'irritabilité augmentée.

Je le répète , une chose de rigueur c'est de ménager le sang , qui fait continuellement des pertes, sans pouvoir les réparer pendant la maladie , à moins que vous ne veuillez rendre la nature inhabile à vous seconder. Il faut de l'huile à la lampe pour qu'elle donne une vive lumière ; il faut du sang, et beaucoup de sang pour entretenir le flambeau de la vie.

C'est en privant le corps de ce fluide vital qu'on accélère la mort de tant d'individus. Cette pensée, cette vérité n'a pas sans doute encore frappé l'imagination de nos intrépides saigneurs. C'est un malheur déplorable, que le grand nombre des victimes de leur méthode ne les ait pas ramenés à la vérité.

Ils ont beau dire que c'est l'inflammation qui nécessite l'emploi des anti-phlogistiques ; ce qui, d'après l'étymologie du mot, devrait faire supposer que le feu a pris ou est prêt à s'allumer dans quelque organe. Cette dénomination consacrée par l'usage, quoique fautive et peu analogue à l'état de combustion que peuvent éprouver tous les corps, je la conserverai, parce que je n'en ai point d'autre à mettre à sa place. Je ferai seulement remarquer à présent ce qui se passe dans nos tissus, avant, pendant et après que l'inflammation les a atteints.

Avant : quelle qu'en soit la cause, il y a douleur, l'irritation spasmodique se développe ; elle étreint les vaisseaux, leur calibre en est diminué, la circulation gênée, embarrassée.

Pendant : le sang artériel fait effort pour passer outre. Ce travail produit la chaleur, la rougeur ; il augmente ainsi la douleur et l'étranglement. La partie gonfle ; il s'y établit des élancemens, des pulsations de la fièvre locale, et dans l'espace de cinq à sept jours la tension diminue, le gonflement s'amollit, quelquefois il y a fluctuation, collection de pus, de matières que l'arrêt des fluides a confondues en amas extra-vasculaires ; une fois évacuées par l'ouverture de l'abcès, la douleur et le spasme cessent.

Après : les inflammations ne se terminent pas toujours par la suppuration, cela s'opère, comme je l'ai dit précédemment, par la résolution, l'induration ou la gangrène. Cela n'arrive pas au plus fort de l'inflammation, mais à la suite ; alors le pus s'évacue, l'abcès se déterge, les parois se rapprochent, la circulation se fait où la matière de l'engorgement est résorbée, c'est lors de la résolution ; ou elle reste stationnaire comme dans l'induration ; ou bien, encore, elle est tellement interceptée, que la circulation a cessé, que la partie en est morte, gangrenée : voilà ce qui advient après les inflammations.

Et quoique toutes ne se terminent pas de même, il est incontestable, et l'expérience de chaque jour le démontre assez, que si elles n'ont pas le même résultat, au moins l'effet immédiat de la cause est-il identique ; il produit la douleur, le spasme et l'étranglement des vaisseaux, source de tous les phénomènes qu'on observe à la suite des inflammations.

Ainsi, diminuer, arrêter la douleur, le spasme, voilà le premier besoin ; et on ne peut pas toujours y réussir par les émissions sanguines, qui ont d'ailleurs l'inconvénient de trop affaiblir les forces générales, nécessaires pour la formation des crises.

Lorsque la fluxion est locale, ce n'est aussi que localement que d'abord les deux systèmes nerveux et vasculaires se trouvent lésés. L'action nerveuse, loin d'être diminuée par les saignées, en est souvent augmentée, et cela parce qu'il ne suffit pas toujours de diminuer le volume du sang, pour diminuer l'excitabilité nerveuse qui, quelquefois, acquiert un degré d'exaltation tel, qu'il peut produire des convulsions.

C'est donc à la cause première, à celle de la douleur, à l'irritation spasmodique qu'il faut tout de suite s'attacher : l'effet cédera facilement, même sans saignées d'aucun genre ; les autres moyens de traitement que j'ai indiqués suffisent ordinairement.

Parmi ces moyens, la diète doit tenir le premier rang ; elle est l'un des meilleurs qui conviennent à la nature, et que la médecine met en usage avec plus de fruit. Rien n'égale son action pour contenir l'excitation vitale, ou la ramener à de justes bornes.

En effet, les alimens sont les seuls réparateurs des pertes continuelles que fait le corps, pour l'entretien de la vie ; ils sont par là les excitateurs, les stimulans continuels de nos organes ; en diminuer la quantité, c'est prévenir l'effet en diminuant la cause de l'excitabilité ; supprimer l'alimentation, c'est arrêter la source des forces. Mais en saignant on ne produit la diminution que de ce qui est, tandis que la diète diminue non seulement ce qui existe, mais encore en prévient le renouvellement : double moyen de faiblesse, d'énervation que la médecine peut toujours utiliser. La nature lui en donne l'exemple dans les maladies, et même dans beaucoup de dérangemens : elle produit l'inappétence, le dégoût des alimens, qui d'ailleurs étant alors

très mal digérés, ne manqueraient pas d'aggraver le mal.

Les émolliens relâchent, détendent les fibres,
stupéfient, engourdissent la sensibilité ; ils sont
par là anti-spasmodiques.

QUATORZIÈME FRAGMENT.

—

La sueur, excrétion vitale extraordinaire, que la chaleur produit en raréfiant les fluides, n'est que l'augmentation de la transpiration insensible ordinaire; comme cette dernière, elle excite à l'extérieur de la sérosité; souvent elle est le résultat d'actes critiques que la nature détermine pour la solution des maladies.

L'art de guérir ne devant être en toutes circonstances que l'art de seconder la nature, il faut faire ce qu'elle n'a pu exécuter seule, rétablir avant tout la transpiration et la sueur si elles ont été arrêtées ou supprimées.

Cette nécessité thérapeutique sera rendue

tout à fait évidente par la citation de quelques exemples, qui prouveront de nouveau, l'obligation que le médecin doit s'imposer de détruire la cause pour obtenir la cessation de l'effet.

Le nommé Cridelanse, allant à force de rames dans le canot d'un navire situé au large dans le port d'Anvers, fut pris d'un coup de temps qui lui fit craindre d'être submergé avant d'arriver à terre ; son corps fut trempé par la pluie, en même temps qu'il l'était aussi par la sueur ; ses pieds nageaient dans l'eau que renfermait sa frêle embarcation ; arrivé à son domicile, il sécha son corps, changea de vêtemens. Il se sentit d'abord peu incommodé de ce qu'il venait d'éprouver, mais quelque temps après il éprouva de la dyspnée ; il revint en France en 1814. Je fus appelé pour le secourir dans un fort accès d'asthme spasmodique que les calmans opiacés firent cesser ; mais le fréquent retour de l'accès m'obligea de me livrer à une investigation scrupuleuse pour découvrir la cause de cette maladie. Il ne l'éprouvait que depuis un an, et depuis sa pénible navigation d'Anvers; avant cette époque, il suait habituellement des pieds, cette transpiration avait cessé.

En conséquence, je lui prescrivis un vésicatoire permanent au bras, l'usage de gilets de flanelle sur la peau, des bains de pieds très chauds, et des bas de laine nuit et jour. Par ce simple 'moyen, la transpiration des pieds ne tarda pas à se rétablir et l'asthme disparut pour toujours.

Il m'est arrivé fréquemment d'être appelé pour donner mes soins à des adultes qui, ayant eu des refroidissemens aux pieds, alors qu'ils étaient en moiteur ou en sueur, éprouvaient des épreintes, des douleurs d'entrailles très violentes; je m'attachai à modérer ces douleurs par des calmans, des fomentations et des lavemens émolliens; mais ce ne fut qu'en rétablissant la transpiration supprimée que je réussis à les guérir.

Chaque année en automne, époque où les

matinées sont fraîches, je vois beaucoup d'enfans affectés de diarrhée ou de dyssenterie; ces maladies n'ont souvent d'autre cause qu'un refroidissement survenu quand ils sortaient bien chauds de leurs lits, et pour être restés exposés à toute température avant d'être habillés.

Dans ce cas, comme dans ceux qui précèdent, si on ne se hâte de rétablir la transpiration, ou si on méconnaît la cause de la maladie, le mal s'aggrave rapidement et la plupart de ces jeunes malades y succombent.

Une autre maladie de l'enfance (le croup), moins fréquente il est vrai, mais non moins dangereuse, est produite aussi par l'arrêt de la transpiration, de la sueur; les enfans augmentent quelquefois l'une et l'autre par une agitation, des exercices plus vifs que de coutume, et pendant qu'ils sont exposés à un air libre, rude et froid, il arrive que l'impression extérieure de l'air refoule ou répercute à l'intérieur les fluides que la chaleur avait raréfiés et portés au dehors. Dans ce cas, le premier soin que doit remplir le médecin, c'est de rappeler la transpiration, la sueur : seul moyen de faire cesser le trouble et de rétablir l'ordre dérangé.

Jamais les secours du médecin ne sont plus efficaces pour tous les âges, que lorsque dans les solutions de continuité il rapproche les parties divisées, les maintient en contact ; la nature n'a alors qu'à sécréter, à interposer une humeur plastique qui agglutine, opère la soudure, la cicatrisation. A défaut de ce rapprochement, la guérison serait longue, difficile ; mais aussi, sans le baume de vie que la nature y répand, elle serait impossible.

En effet, à quoi serviraient tous les agens thérapeutiques qu'on a inventés, si la vie, la nature ne coopéraient à leur action, et si ces agens ne tendaient réciproquement à l'aider, à la seconder ?

Par exemple, il arrive dans certaines maladies que la fibre devient molle, lâche ou faible ; si alors, loin de lui donner de la force, du ton,

on la relâche, on l'amollit davantage, ce n'est
pas aider la nature, c'est la contrarier, lui nuire.
Aussi n'espérez point qu'elle seconde l'action de
vos moyens, elle les repoussera de toutes les
forces qui lui restent, dût-elle y succomber.
C'est ce qu'on voit tous les jours.

Il en est de même, quoique dans une situation différente, quand l'irritabilité exaltée est
fixée sur quelque organe. Prenons pour exemple celle qui aurait établi son siége sur les organes encéphaliques, qui alors, trop impressionnés,
ne peuvent exercer leurs fonctions; supposons
que, dans ce cas, pour y remédier on emploie vésicatoires, synapismes ou autres excitans, dans la
vue d'opérer une révulsion, un déplacement de
la sensibilité; eh bien! au lieu d'obtenir cet effet
il en résultera un tout contraire, et cela parce
que le déplacement ne peut être qu'instantané,
de courte durée (surtout si la cause n'a point
cessé), attendu que la douleur locale que produisent les irritans, s'étend, s'irradie, réagit à
son tour en excitant tout l'organisme, et par là

augmente la tension, la stase, l'engorgement en quelque part qu'ils existent.

Il arrive donc en ce cas, comme dans le premier exemple, que si l'on ne seconde la nature dans son travail réparateur, dans ses efforts pour détruire la maladie, on l'embarrasse, on la gêne, on la fait succomber sous l'action de son ennemie.

Je me résume, en insistant sur la nécessité de combattre la cause pour modérer ou détruire l'effet. Il faut aider la nature à réparer les dommages que la vitalité a éprouvés, soit par la force du mal, soit par la longueur du travail, soit encore par les pertes qu'elle n'a cessé de faire, sans réparation ni compensation, dans la durée de la maladie.

Aussi à peine ce premier travail de conservation est-il achevé, que la nature est obligée d'en reprendre un autre qu'elle avait été pour ainsi dire forcée d'interrompre pour ne s'occuper que de la maladie ; cet autre travail dont la vie ne peut se passer, consiste à digérer, à assimiler ;

toutefois les organes qui exécutent ces fonctions participent à la faiblesse générale , car la maladie, l'abstinence, ou le traitement employé, ont augmenté plus ou moins leur faiblesse , et leur ont laissé peu de moyens de les bien exécuter.

Si, dans le cours d'une maladie, le médecin a besoin de bien connaître cette maladie pour aider la nature à la combattre, il ne lui est pas moins nécessaire de savoir apprécier les forces de l'estomac pour régler le régime et l'alimentation qui peuvent convenir aux convalescens ; car il sait que le goût et l'appétence ne sont pas toujours en harmonie avec les facultés digestives, et que de là résultent nécessairement des indigestions, retard de guérison et rechute.

En effet, si la maladie a fatigué, affaibli, épuisé les forces de tous les organes, comment celles de l'estomac en particulier pourraientelles se conserver assez puissantes pour que lui seul pût bien exercer ses fonctions? cela est d'autant plus impossible que souvent l'estomac ayant été le siége de la maladie, c'est à lui qu'on a appliqué la plupart des médications.

Il faut donc ici, comme ailleurs, que le médecin agisse avec discernement, savoir et prudence, pour alimenter les convalescens : car il faut approprier la nature, la qualité et la quantité d'alimens, non au désir et au besoin des malades, mais à leur capacité de digérer.

Cette capacité, au début de la convalescence, à la fin des maladies, est souvent peu de chose; il faut un temps plus ou moins long pour que les forces reviennent. Quand elles se font trop attendre et que leur épuisement ne permet pas à la nature de se réparer par une bonne nutrition, il faut l'aider, venir à son secours, comme lorsqu'elle ne peut seule exécuter les crises nécessaires à la solution des maladies.

L'observation et l'expérience ont appris quelles causes concourent au recouvrement des facultés des malades : d'abord la cessation de la maladie, la tranquillité d'esprit, la force morale, ensuite un bon régime, le séjour dans un lieu sain, bien aéré ; de plus, un exercice en plein air, proportionné à l'état du convalescent, favorise beaucoup le rétablissement de toutes les fonctions. On peut aider celles de la peau par des frictions, des bains, des vêtemens de laine ; celles du tube digestif par des amers, des toniques, tels que la sauge ou l'absinthe ; la rhubarbe, et surtout le quinquina, y tiennent le premier rang.

Disons, en terminant cette première partie, que nul moyen n'est plus propre que le fer pour restituer, rétablir, augmenter les forces organiques constitutionnelles qui sont en défaut chez les rachitiques et les scrofuleux. Tous ceux qui sont affectés de ces infirmités ont en général la fibre lâche et atone, le sang vicié ; il faut donc les préparations martiales pour les régénérer en quelque sorte, c'est-à-dire pour rendre au san cette source de la vie, la consistance et la couleur que lui ont ôtées les paroxismes du mal, et à la fibre la tonicité, la vigueur qui redresse les os, qui donne aux cartilages l'élasticité, la force aux muscles, aux ligamens, aux membranes, méthode bien plus sûre enfin que toutes les machines qu'il a plu aux novateurs d'inventer sans aucun résultat pour l'art de guérir.

MÉMOIRE

ET OBSERVATIONS

POUR SERVIR D'APPUI, DE JUSTIFICATION

OU DE COROLLAIRE

A LA PREMIÈRE PARTIE DE CE VOLUME.

DEUXIÈME PARTIE.

DÉPLACEMENT ET ÉTRANGLEMENT DES PARTIES MOLLES. — MOYEN
DE LES RÉDUIRE SANS OPÉRATION SANGLANTE.

HERNIES.

Généralement l'action nerveuse précède l'affection vasculaire ; il y a exception dans les cas
dont je vais parler. Ce n'est point par le spasme,
la douleur que la maladie commence ; elle est

l'effet d'un déplacement des parties, qui, placées à l'aise dans une cavité, venant à s'échapper au travers d'ouvertures plus ou moins étroites, s'y trouvent gênées ; leurs vaisseaux sont comprimés, la circulation en est ralentie, arrêtée, malgré les efforts continuels des artères pour forcer ce sang à passer outre.

Ainsi, soit que la gêne, le trouble de la circulation vienne d'une cause ou d'une autre, il est toujours cause ou effet des maladies, en produisant quelque part accumulation, stagnation des fluides, gonflement, tumeur, douleur, chaleur, rougeur, et finalement la mort de la partie ou du tout, si la circulation n'est promptement rétablie.

Aussi dans les hernies, on a la manifestation, le tableau le plus saillant de ce que, dans tous les cas, l'arrêt, le trouble de la circulation peuvent amener de dérangemens dans l'harmonie des fonctions.

Dans cette maladie il est nécessaire, comme dans toutes les autres, de remédier avant tout à

la cause qui l'a produite : ici c'est le déplacement qui a produit l'étranglement, donc il faut
remettre à leur première place les parties qui
ont perdu tout rapport de proportion entre le
volume progressif des parties étranglées, et les
ouvertures peu extensibles qui leur ont livré
passage.

Cette opération n'est pas toujours très facile
à exécuter, car il faut de deux choses l'une, ou
diminuer le volume des parties déplacées, les
réduire à celui qu'elles avaient avant le déplacement, ou agrandir le passage par où elles se
sont échappées.

La différence des deux moyens est immense ;
car agrandir, dilater, est ici diviser la peau
qui couvre la tumeur et le lieu qui a livré le
passage, le tissu cellulaire, le péritoine qui forme
le sac, les aponévroses qui étranglent, enfin
agrandir l'ouverture pour faire cesser l'étranglement et faciliter la rentrée ; tout cela ne peut
se faire sans beaucoup de douleurs et de dangers.

Ces douleurs, on le comprend, ne peuvent être que très vives par la grande irritabilité des parties qu'on est obligé de diviser.

Ces dangers, sont dans les blessures de l'intestin, dans les hémorragies primitives, évidentes, qu'on voit en opérant, et celles secondaires qui viennent après le premier pansement : elles peuvent se faire dans l'intérieur de l'abdomen ; ignorées, elles donnent promptement la mort, comme cela est arrivé à un jeune homme qu'Arnaud opéra d'une hernie crurale ; l'hémorragie ne se manifesta point au dehors, elle eut lieu dans l'intérieur, l'épanchement tua le malade dans l'espace d'une heure.

On n'a point de règles sûres pour éviter d'ouvrir les branches ou rameaux artériels qu'on rencontre en opérant les hernies, malgré les travaux et les recherches de très habiles chirurgiens, du nombre desquels sont : Richter, Bell, Scarpa, Lavrance, Monro, Arnaud, Gimbernat, etc. Cela vient de ce que le nombre et la situation respective des vaisseaux n'ont rien de fixe, et qu'on ne peut les discerner à l'avance au travers des parties qu'on divise.

Eh bien ! quoique en opérant vous ayez porté le trouble au moral comme au physique, produit beaucoup de douleurs, exposé le malade à avoir l'intestin blessé, et que le débridement ait rendu plus facile de nouveaux déplacemens, vous lui avez fait courir les dangers d'hémorragies graves ou mortelles, et vous n'avez cependant rien fait pour la réduction de la hernie, s'il y a adhérence de l'intestin avec le sac, ou s'il est gangrené. Car alors vous ne pouvez ni ne devez le réduire ; vous ne pouvez non plus, *à priori*, connaître ces deux états de l'intestin ou de l'épiploon. Vous ne pouvez que *les* craindre, les soupçonner ; mais cela ne suffit point pour déterminer à faire ou ne pas faire une opération aussi grave.

D'après toutes ces circonstances et beaucoup d'autres que je pourrais y ajouter, il est de l'intérêt de l'humanité, de l'honneur et de la probité du médecin de n'agir qu'après qu'il aura échoué

11

dans l'application du taxis perfectionné. J'en fais usage depuis vingt ans, et je n'ai point éprouvé la nécessité de pratiquer une seule fois l'opération de la hernie.

Ma longue expérience m'a appris aussi que beaucoup d'autres opérations de chirurgie, dont on abuse aujourd'hui plus que jamais, pourraient être plus rarement pratiquées ; il me serait très facile de prouver cette vérité, peut-être si j'en ai le temps je l'essayerai.

Revenons : j'ai dit qu'il fallait diminuer le volume de la tumeur, ou agrandir le passage pour la faire rentrer ; sans doute on a toujours cherché à le faire sans opération ; et dans ce but on a employé la situation, les saignées locales avec les sangsues, dont l'effet se borne à la peau. Les saignées générales faites avec la lancette, débilitent, affaiblissent tout l'organisme ; elles dégorgent peu la tumeur, et par là elles ont peu d'action sur l'étranglement.

On a aussi employé beaucoup de topiques. S'ils sont chauds, émolliens, ils relâchent les solides. Mais ils ont l'inconvénient grave dans cette circonstance de raréfier les fluides, et par là de faire acquérir en volume à la tumeur ce que l'anneau pourrait perdre en rigidité.

S'ils sont froids comme la glace, ils augmentent le ton, la raideur de la fibre ; ils condensent, épaississent les fluides, et par là hâtent la mortification des parties dans lesquelles la circulation est très gênée, si elle n'est déjà arrêtée.

Les narcotiques, les stupéfians qu'on a aussi préconisés ne sauraient suffire non plus pour remplir l'une ou l'autre indication, soit d'agrandir l'ouverture ou diminuer le volume de la tumeur. Leurs effets sont très bornés sur des tissus extrêmement distendus, qui ne sauraient plus prêter sans se rompre.

Ainsi qu'on vient de le voir, tous les moyens que nous venons d'indiquer sont ordinairement insuffisans pour réduire les hernies étranglées ; mais ils peuvent quelquefois préparer à la pratique du taxis. Cette manipulation, lorsqu'elle est bien exercée, est le moyen par excellence pour diminuer le volume de la tumeur; il est d'un emploi facile, d'une action qu'on dirige à volonté, qu'on suspend ou qu'on continue, suivant les circonstances. Il n'y a rien de thérapeutique qui lui ressemble.

La plupart des autres agens médicateurs n'ont d'effet, pour augmenter ou diminuer les propriétés vitales, qu'en agissant sur le système nerveux; rien de pareil n'est ici nécessaire pour obtenir la réduction; tout gît en d'autres moyens qui sont dans les mains du médecin : ce sont ses doigts qui doivent tout faire.

Pour rendre facile la réduction des hernies, il faut les comprimer méthodiquement, faire fuir les fluides qui forment l'engorgement de la tumeur, modérer leur arrivée, éviter l'afflux de ceux qui s'y rendent; par ce moyen toutes les hernies sont réductibles s'il n'y a point d'adhérence.

La manière d'opérer cette compression établit de grandes différences dans les résultats : car, forcer, violenter tout de suite la rentrée des hernies, avant d'en avoir diminué le volume, c'est s'exposer à meurtrir, contondre les tissus, à rompre, déchirer les vaisseaux, augmenter l'inflammation, hâter la formation de la gangrène sans avoir obtenu la réduction.

Tandis qu'en agissant avec lenteur et méthode, on obtient ce qu'on désire sans faire courir les chances des accidens que nous venons de signaler.

En conséquence, il faut, lorsqu'on est appelé pour réduire une hernie étranglée, que si l'inflammation et la douleur ne sont pas excessives, en opérer de suite la réduction par le taxis; mais dans le cas contraire, où la douleur et l'inflammation seraient trop grandes, il serait indispensable de les modérer par des applications émollientes, les bains, les saignées générales, et ensuite réduire.

Pour cela faire, il faut mettre le malade dans une position ou situation propre à relâcher les ouvertures par où les hernies se sont faites, et aussi la cavité qui doit de nouveau les recevoir ; saisir la tumeur, l'envelopper le plus exactement possible avec les doigts, de manière à ce qu'ils ne laissent entre eux que le moins d'espace possible ; comprimer avec modération et persévérance toutes les parties accessibles à leur action, sans faire effort pour la faire rentrer. Ce ne doit être qu'après et au fur et à mesure que les fluides s'échappent, alors la tumeur étant devenue plus petite, pâle, engourdie, moins douloureuse, elle cédera à la compression au moindre effort de refoulement de l'extérieur à l'intérieur, dirigé dans la direction de la voie qu'elle a suivie pour sortir.

La compression à exercer est plus ou moins longue ; c'est en raison de la résistance qu'on éprouve à rendre la tumeur molle, petite ; dans ce dernier état, la réduction est aisée, infaillible : il ne faut, pour la réduire ainsi, qu'avoir la patience de continuer assez long-temps.

Je vais joindre ici quelques observations pour montrer combien est grande la variété des accidens qui accompagnent les hernies, et qu'on peut éviter si on les réduit de bonne heure.

La compression et la dilatation sont les deux moyens qui en donnent la facilité ; mais la première a l'avantage sur l'autre de n'être presque jamais refusée, et qu'on peut dès-lors la pratiquer de suite et par-là prévenir les accidens de l'étranglement, tandis que l'opération l'est toujours au début ; on ne consent à la subir qu'en désespoir de cause, et souvent lorsqu'elle n'offre plus d'espoir de succès.

PREMIÈRE OBSERVATION.

Inutilité de l'opération. — Mort.

M. Audebès, boulanger à Clairac, avait une hernie inguinale du côté droit, qui descendait dans les bourses. Il la portait depuis long-temps sans avoir éprouvé d'accidens ; cependant il ne put, comme de coutume, se la vider dans le ventre ; elle augmenta de volume et devint douloureuse ; il n'allait plus à la selle, il vomissait et ne pouvait plus garder les boissons ni les ali-mens. Le médecin qui est appelé tente inutile-ment le taxis. Je suis prié d'aller au secours du malade et du médecin (c'était le 10 décembre 1800) ; les accidens avaient faibli, le hoquet continuait, la tumeur n'était ni très douloureuse ni très tendue ; le ventre était météorisé, le pouls mauvais, la peau aliteuse, froide. J'an-nonçai la mortification de la hernie et la néces-sité de la mettre à découvert ; je fus chargé de cette besogne. Nous trouvâmes dans le sac une grande quantité d'ichor noirâtre, infect ; l'épi-ploon flétri, pourri ; l'anse de l'intestin affaissée, d'un blanc grisâtre, insensible, morte enfin, et sans doute depuis plusieurs jours. Je laissai dans la même place les parties mortifiées ; je les recouvris de charpie arrosée de vin chaud, jus-qu'au lendemain, jour de la mort de ce vieil-lard.

DEUXIÈME OBSERVATION.

Opération. — Insuccès.

Le nommé Suretil, meunier, âgé de trente-deux ans, était depuis six jours en proie à tous les accidens d'une hernie crurale, étranglée, du côté droit; lorsque, le 10 juin 1817, et par un temps très orageux, je fus prié de me joindre à deux de mes confrères; je trouvai le malade si mal, son pouls si faible, la sueur si froide, que je fus d'avis de différer l'opération.

Le 14, je fus invité de nouveau à le revoir avec ces messieurs; son état paraissait un peu amélioré. La température était plus favorable, l'opération fut résolue. Je la pratiquai; il survint une hémorragie à la partie supérieure de la plaie; la ligature du vaisseau l'arrêta. L'anse de l'intestin sorti avait plusieurs pouces de long; on y voyait çà et là des places gangrénées; le reste était d'un rouge violacé. Elle adhérait au passage qui lui avait donné issue. Des fomentations émollientes sur la plaie et sur tout l'abdomen, furent prescrites. Mes confrères restèrent chargés des soins et du traitement. Je ne revis plus le malade ; seulement j'appris plus tard, et sans aucun détail, que six jours après l'opération Suretil était mort.

TROISIÈME OBSERVATION.

Mort trente-sept jours après l'opération.

Le 30 juin 1791, j'opérai un nommé Barail d'une hernie inguinale du côté droit, étranglée depuis quatre jours ; le taxis et autres moyens avaient été employés inutilement ; l'intestin et l'épiploon se trouvèrent en bon état et sans adhérence, ce qui me permit de les réduire. Quelques cuillerées de julep calmant furent données dans la journée pour faire cesser l'émotion qu'avait produite l'opération.

Cependant le malade ne va point à la selle,

malgré deux lavemens émolliens qu'on lui donne ; le ventre reste douloureux. Le 1ᵉʳ juillet, il prend une solution de sulfate de magnésie qui produit peu d'effet ; le lendemain, saignée du bras, les fomentations et les lavemens émolliens sont continués ; il est mis à l'usage du tartrile acidule de potasse ; il le cesse quatre jours après, allant suffisamment du ventre. Le 20, on a de nouveau recours au tartrile, Barail ne va pas à la selle depuis cinq jours ; ce remède ne produit rien. Le 22. le malade prend un minoratif qui le purge médiocrement. Le 5 août, la constipation nécessite un nouveau purgatif qui ne produit aucune évacuation. Le 6, il meurt. L'autopsie ne m'ayant pas été permise, je ne pus m'assurer des causes qui avaient donné lieu à la mort de Barail. Je crus cependant qu'il était rationnel de l'attribuer aux suites des lésions qu'éprouvèrent pendant l'étranglement les parties herniées.

QUATRIÈME OBSERVATION.

Mort quarante jours après l'opération.

Le 15 brumaire an VII, j'opérai le nommé Deschamps (Antoine), chaudronnier, d'une hernie inguinale épiploïque du côté droit, que les accidens et l'inefficacité du taxis nécessitèrent après dix jours de souffrances. La rentrée de l'épiploon soulagea le malade ; mais il ne peut aller à la selle qu'imparfaitement, malgré les lavemens émolliens et la solution de sulfate de magnésie. Il fallut, le 18 et le 24, recourir à des laxatifs plus actifs pour le vider. On y eut aussi recours deux mois après ; alors il fut pris de fièvre, le ventre devint douloureux ; il mourut le 24, quarante jours après l'opération.

J'en fis l'autopsie ; la plaie de l'opération était cicatrisée ; l'abdomen ouvert de haut en bas, la masse intestinale se présenta boursoufflée, injectée plus que de coutume. En poursuivant mes recherches, j'arrivai derrière la paroi intérieure et vis-à-vis le lieu où j'avais fait l'opération ; je ne fus pas peu surpris de trouver environ le tiers du diamètre de l'intestin grèle engagé sous l'arcade crurale ; il y était pincé, adhérent, ce qui devait gêner, empêcher même souvent, la circulation des matières qui devaient aller plus loin. C'est ce qui arriva sans doute en dernier lieu par l'injection d'une trop grande quantité d'alimens.

CINQUIÈME OBSERVATION.

Anus artificiel.

Un filasseur, nommé Inguet, éprouva en 1794 l'étranglement d'une hernie inguinale du côté gauche, qu'il portait depuis plusieurs années sans être continue ; il fut peu ou mal secouru. La nature fit tous les frais du traitement, la tumeur abcéda, suppura long-temps ; enfin il ne rendit plus par la plaie, ou l'ouverture qui s'y était formée, que des matières stercorales plus ou moins délayées.

C'est en 1797 que j'eus occasion de visiter Inguet; son anus contre était tapissé et recouvert par le bout supérieur de l'intestin ; il formait au dehors un bourrelet saillant, rougeâtre, et quoiqu'il perdît prématurément et continuellement le détritus de ses digestions inachevées, il ne s'en portait pas moins bien, il travaillait et parcourait la ville, vendant de la filasse, ayant toujours devant lui un tablier pour cacher les marques apparentes de son infirmité.

En rapprochant cette observation des deux premières, il sera aisé de se convaincre qu'en outre des dangers que l'opération fait courir, elle ne prévient ou ne remédie pas mieux que la nature à ceux qui existent déjà, et cela parce que c'est elle qui fait toujours la plus grande partie du travail, lorsque les opérés guérissent.

L'observation suivante donnera la mesure de ce que peut faire la nature abandonnée à elle-même :

SIXIÈME OBSERVATION.

Abcès. — Fistules. — Guérison.

La femme Alègre, âgée de cinquante ans, éprouva l'année 1825, à la suite de violens vomissemens, une hernie crurale du côté droit, de la grosseur d'une noix. Le taxis, mal exercé, ne produisit qu'une forte contusion de la tumeur; on la couvrit de sangsues et de cataplasmes pendant huit jours, durant lesquels elle éprouva tous les accidens d'une hernie étranglée; la tumeur acquit le volume du poing, s'abcéda; la matière se fit jour au travers de huit ouvertures d'inégales grandeurs, de deux à trois lignes de diamètre. Elle fusa et forma collection à quatre pouces au-dessous, à la partie supérieure intérieure interne de la cuisse.

Pendant trois mois les matières fécales n'eurent point d'autre issue que les ouvertures qui s'étaient formées d'elles-mêmes; insensiblement il en passa quelque peu par le rectum : un mois et demi plus tard, elles y passèrent toutes : les plaies se fermèrent, la tumeur disparut pour reparaître chaque fois que le bandage était mal appliqué.

La femme Alègre éprouve souvent des coliques qu'elle n'apaise qu'en provoquant du doigt un vomissement. Ses digestions sont fréquemment troublées.

Cependant on serait dans une étrange erreur si on inférait de ce qui est arrivé à la femme Alègre et à Inguet, qu'on pourrait toujours espérer un pareil résultat. Pour prouver le contraire, je me hâte de rapporter l'observation suivante :

SEPTIÈME OBSERVATION,

Où le taxis ni l'opération n'ont été employés. — Mort.

Dans le mois de janvier 1810, la femme du batelier Chaudruc, jeune et d'une constitution vigoureuse, éprouva de fortes coliques, des vomissemens, le hoquet; elle ne pouvait rien garder dans son estomac; elle attribue cet état aux derniers alimens qu'elle a pris. L'emploi de calmans, de lavemens, de fomentations, rien ne calme la violence des accidens. Une exploration plus scrupuleuse de l'abdomen fait découvrir une petite tumeur sous l'arcade crurale du côté droit. La malade ne veut point permettre l'emploi du taxis ni le débridement; elle meurt le sixième jour de la formation de sa hernie, malgré l'emploi des saignées, des cataplasmes émolliens qu'on ajouta aux moyens déjà employés.

HUITIÈME OBSERVATION.

Succès du taxis.

La femme Gazon de Foittet, âgée de soixante-deux ans, portait depuis plusieurs années une hernie crurale non contenue, du côté gauche;

elle lui sortait fréquemment, mais elle avait toujours réussi à se la faire rentrer. Le 22 février 1827, elle ne peut y parvenir; la tumeur acquit beaucoup de volume, elle devint dure, douloureuse; les évacuations alvines se supprimèrent, ce qui nécessita la présence de son médecin. Celui-ci se contenta de prescrire les applications émollientes sur la tumeur, la diète et la position à la renverse, sans nulle tentative de réduction. L'insuccès de ces moyens l'engagea à proposer à la malade et à sa famille de s'adjoindre le docteur C. pour pratiquer l'opération, cela ne fut pas accepté, parce qu'un mois avant cette époque ces deux amis en avaient pratiqué une dans le voisinage, à la suite de laquelle le malade était mort dans les vingt-quatre heures.

Ce refus blessa le docteur; il se retira et annonça la mort prochaine de la malade, qui fut ainsi abandonnée pendant huit jours, sans secours ni consolation. Le pronostic ne se confirmant pas, on se décida à m'appeler le 7 mars.

Je trouvai la femme Gazon extrêmement abat-
tue, sans pouls, faible, la peau sèche et froide,
la soif ardente, la tumeur de la grosseur d'un
œuf de poule, dure, rénitente.

Je me hâte de comprimer la tumeur : en peu
de minutes je la réduisis à un petit volume, ce
qui me permit de la rentrer sans beaucoup de
douleur. Les soins et le régime ordinaires suffirent pour rétablir cette infortunée et faire cesser
sa longue agonie.

NEUVIÈME OBSERVATION.

*L'opération rendue inutile par le taxis perfec-
tionné.*

Bernard Latour portait depuis plusieurs années deux hernies inguinales qu'il faisait rentrer
ordinairement sans secours étrangers ; mais le
6 juin 1832 il ne put réduire celle du côté gauche. Son médecin n'y réussit pas non plus, malgré l'emploi du taxis et d'autres moyens or-

dinaires qui furent mis en usage inutilement pendant quatre jours. Les douleurs de l'étranglement, les vomissemens allaient leur train, point de hoquet ni d'évacuations alvines.

Je fus prié, le 11, de voir le malade en consultation. Rendu le premier auprès de lui, et lassé d'attendre la réunion, je voulus essayer si je ne serais pas plus heureux que mon confrère. En conséquence j'employai la compression (le taxis perfectionné), je la continuai pendant environ dix minutes. Mes doigts s'engourdissaient, la tumeur diminuait de volume, mais très lentement. Il en resta une très petite partie que je ne pus réduire, et je suspendis l'action de mes doigts qui étaient devenus impuissans. Pendant que je me reposais, je fis quelques questions au malade, qui m'apprit que depuis long-temps il ne pouvait réduire entièrement cette hernie. Je pensai que ce qu'il en restait devait être de l'épiploon ; que sans doute il était là adhérent, que c'était pour cette raison que je ne pouvais le rentrer. M. Dubedat arriva ; il ne fut pas peu surpris de trouver la besogne faite sans opération. On pratiqua une saignée, on fit des fomentations émollientes sur l'abdomen, on donna des lavemens, et nous nous ajournâmes au lendemain, huit heures du matin.

Je ne pus arriver au rendez-vous que vers onze heures. M. Dubedat y était depuis long-temps, ainsi que M. le curé de Saint-Christophe et plusieurs voisins. On avait fait tous les apprêts d'une opération sanglante ; mon confrère la croyait inévitable. Cependant le malade ne vomissait plus, il gardait le peu de boisson qu'on lui donnait ; le ventre n'était ni si douloureux, ni si tendu, il n'y avait plus de fièvre et il avait reposé. La tumeur seule avait un peu gonflé, mais n'était ni rouge, ni rénitente. Le malade, témoin d'une partie de nos discussions, et voyant que je n'étais pas d'avis qu'il y eût nécessité de l'opérer immédiatement, me demanda ce que je ferais si j'étais dans sa position : je n'hésitai point à répondre que je ne me ferais point opérer. Dès-lors, il ne voulut point en entendre parler, et il fit bien, car peu de jours suffirent pour son entier rétablissement. La tumeur revint au volume qu'elle avait après la compression de la veille; il l'a conservée depuis dans le même état et n'a plus éprouvé d'autre accident de ses hernies.

S'il en était besoin, pour justifier la nécessité de toujours hâter la rentrée des hernies, de quelle nature qu'elles soient, on en trouverait la preuve dans les deux cas suivans, où la rentrée n'ayant eu lieu que tardivement, n'ont pu empêcher la mort.

DIXIÈME OBSERVATION.

Application du taxis perfectionné. — Mort.

Cordon, jeune et vigoureux, revenait à cheval de la foire de Nérac, le 15 janvier 1830, après avoir fait un dîner copieux. Étant en route, il lui sort une hernie inguinale du côté droit;

arrivé chez lui, il fit appeler M. Feuillerade, son médecin, qui lui prodigua ses soins pendant trois jours. Cependant les accidens de l'étranglement continuaient avec violence; ce médecin s'adjoignit le docteur P., qui n'ayant apporté que de l'indécision à la conférence, il y eut perte de temps. Le huitième jour de l'accident, la famille du malade réclama ma présence; je me rendis auprès du malade avec mon neveu. Nous y rencontrâmes le docteur Feuillerade, qui nous raconta ce qui s'était passé avant notre arrivée.

Le malade était dans l'état ci-après: L'aspect mauvais, le pouls petit, faible, la peau froide, il cherchait continuellement à se découvrir, malgré la froideur de la température; il était inquiet, agité; le ventre ni la tumeur n'étaient plus tendues; mais des grouillemens s'y faisaient entendre; enfin une mort prochaine nous paraissait inévitable. J'essayai cependant de la compression, et bien qu'elle fût très modérée, elle réduisit en peu de temps la hernie. L'espé-

rance revint au malade, il parut moins souffrir;
mais il ne se réchauffa plus; le pouls resta faible. Les vomissemens, qui avaient d'abord paru
cesser, continuèrent, avec cette circonstance
qu'ils étaient plus faibles, que leur produit ar-
rivait à peine sur le bord des lèvres; cet état
continua encore dix ou douze heures, au bout
desquelles le malade expira.

ONZIÈME OBSERVATION.

La fille Barbeconne, âgée de quatorze ans,
est prise, le 26 juillet 1829, de douleurs d'entrailles suivies de vomissemens, de hoquet. Elle
a dans l'aine gauche une tumeur mal dessinée,
bosselée, très douloureuse; on emploie cataplasmes émolliens, lavemens de même nature,
calmans; les boissons sont rejetées, les accidens
augmentent d'intensité : je ne pus méconnaître
une hernie crurale confondue avec les glandes de
l'aine gorgées. La malade ne peut supporter la
compression qui est ajournée; continuation des

mêmes moyens jusqu'au 5o, époque où j'essaie de nouveau la compression sans être assuré d'avoir réduit la hernie; ainsi confondus avec l'agglomération des glandes, les accidens continuent, la malade mourut le lendemain.

Il n'en fut pas de même dans un autre cas de hernie très douloureuse, où l'extrême sensibilité de la tumeur me força de différer la compression; le voici :

DOUZIÈME OBSERVATION.

Succès.

Le nommé Fournier, meunier, âgé de 68 ans, m'appela, le 9 novembre 1826, pour une hernie inguinale du côté droit, étranglée depuis la veille ; elle est dure, chaude, renitente, extrêmement douloureuse au toucher; hoquet, vomissemens, soif ardente, ventre tendu. Le malade ne peut souffrir la compression, il faut la différer : saignée du bras, cataplasmes émolliens sur la tumeur. Le 10, la douleur est moins aiguë,

elle laisse au malade la force de souffrir la compression qui, après quelques instans d'essai,
me donna la facilité de réduire la hernie. L'u-
sage du bandage a prévenu le retour d'un pareil
accident. Fournier continua de se bien porter,
quoique aujourd'hui âgé de quatre-vingts ans.

Le paraphymosis est aussi une maladie de déplacement et d'étranglement; elle a beaucoup
de rapport avec les hernies, si même elle n'en
est pas une. En effet, elle est le produit d'un
déplacement des parties molles passées au travers d'ouvertures peu proportionnées à leur volume. Dans ce cas cela arrive, lorsqu'en retirant
le prépuce derrière la couronne du gland, et
que l'ouverture de ce repli membraneux est si
étroite qu'il a fallu faire effort pour y faire passer le gland; résultent de là tous les accidens de
l'étranglement, si on ne se hâte de ramener le
prépuce sur le gland, sa place naturelle. On voit
donc qu'il est aussi urgent de réduire le paraphymosis que les hernies; car, en outre des accidens qui leur sont communs, le premier ne

peut dans aucune circonstance se réduire de lui-
même, ce qui arrive quelquefois des hernies.
En différer la réduction, c'est augmenter les difficultés que l'engorgement progressif multiplie
et aggrave de plus en plus.

On n'a jamais besoin, pour ramener le prépuce sur le gland, de faire comme dans certaines
hernies des applications préalables de diverse
nature, ou d'opérer le débridement ; ici la compression seule suffit et doit toujours suffire,
parce qu'on est plus maître de l'appliquer sur
toutes les parties de la tumeur, d'arrêter par là
l'afflux du sang et d'en chasser celui qui, en y
stagnant, cause l'engorgement.

Pour produire cet effet, il faut coucher le
malade sur le dos, à la renverse. On relève le
membre viril avec la main gauche, avec les
doigts de la main droite on enveloppe toute la
tumeur que forme le gonflement du gland et du
prépuce ; on la comprime avec modération du
sommet à la base ; elle ne tarde pas à diminuer
de volume, de pâlir, de flétrir, de s'engourdir ;

alors le gland étant réduit au-dessous de son volume ordinaire, il est refoulé dans l'ouverture du prépuce, qu'on soutient avec le pouce et l'index de la main gauche, rapprochés et appliqués en forme d'anneau ou de cercle derrière le bourrelet. Si de cette manière on ne pouvait assez soutenir l'ouverture du prépuce pour y faire passer le gland, il faudrait appliquer longitudinalement sur les côtés de la verge le doigt indicateur et le médius des deux mains, tirer à soi, pendant qu'avec les deux pouces on comprime, on pousse le gland du sommet à la base dans l'ouverture qui forme l'étranglement.

C'est ainsi que j'ai réduit une infinité de paraphymosis, sans que jamais j'aie eu besoin de débrider, surtout chez des enfans, qui ayant eu le gland découvert sans avoir su remettre le prépuce à sa place, ni s'être plaints de bonne heure de leur mésaventure; ce n'était le plus souvent qu'après que l'étranglement avait donné lieu à un gonflement considérable, à de fortes douleurs, quelquefois à la rétention d'urine, qu'ils se plaignaient. Alors, comme toujours, sans autre préalable, j'en opérai de suite la réduction.

J'en ai agi de la même manière pour deux cas de paraphymosis, quoique accompagnés de circonstances particulières dont je vais rapporter les observations :

PREMIÈRE OBSERVATION.

M. V., d'Aiguillon, âgé de trente ans, éprouva dès le premier congrès avec sa jeune et belle épouse, un paraphymosis qui donna lieu à tous les accidens qui d'ordinaire accompagnent cette maladie : cela l'obligea d'appeler son médecin, qui était aussi son ami et son parent. Celui-ci employa saignées locales et générales, bains, cataplasmes, mais tout fut inutile. N'ayant pu obtenir par ces moyens la réduction du paraphymosis, il eut recours au débridement avec le bistouri.

Cette opération ne diminua point l'étrangle-

-ment, ni l'inflammation qui était excessive : la mortification imminente, la fièvre, la rétention d'urine, le gonflement de l'abdomen, menaçaient, après huit jours de souffrances horribles, la vie de M. V. Ce fut alors que je fus appelé en consultation avec M. B. , son médecin, qui éprouvait de vives craintes sur l'état de son malade. La famille en était aussi fortement alarmée.

La plaie que M. B. avait faite la veille au prépuce, était encore sanglante ; ses bords étaient très écartés par l'augmentation du gonflement, ce qui rendait la manipulation nécessaire à la réduction du paraphymosis, plus difficile et bien plus douloureuse.

Cependant je n'en proposai pas moins la réduction par la compression, et j'y procédai tout de suite. En moins de cinq minutes je l'eus obtenue, au grand étonnement de mon confrère et à l'extrême satisfaction du malade. La joie remplaça les angoisses ; les douleurs et le gonflement se dissipèrent à l'aide de la position ro-

levée du pénis ; des applications émollientes, de
la diète et des pansemens appropriés, conduisi-
rent en peu de temps le malade à une entière
guérison.

DEUXIÈME OBSERVATION.

Deux ou trois ans plus tard, M. Pigoulet, de
Birac, âgé de cinquante ans, se présenta à ma
visite pour un paraphymosis qu'il portait depuis deux mois. Il m'apprit qu'un jour après le
coït, ayant négligé de recouvrir de suite le gland
avec le prépuce, comme il en avait l'habitude,
il ne put plus tard remettre les choses à leur
place. Il en chargea un officier de santé, qui n'y
réussit pas plus que lui : il prescrivit les applications émollientes, qui à la longue eurent le mérite de faire cesser la douleur, la rougeur et le
gonflement inflammatoire du gland et du prépuce ; mais ces parties étaient restées tumé-
fiées, infiltrées, pâles, mollasses. La tumeur
qu'elle formait était indolente ; elle gênait plus

qu'elle ne faisait souffrir ; il ne pouvait accomplir l'acte vénérien.

J'employai de suite et dans mon cabinet la compression, ce qui me donna les moyens de réduire à l'instant cet ancien paraphymosis. Un bandage compressif, et debout à la base de la verge, eut bientôt ramené cette partie au volume, à la forme et à l'élasticité ordinaires.

Le déplacement du rectum, ou chute du fondement, est un maladie commune chez les enfans ; elle n'est pas rare chez les adultes : elle consiste dans le passage de l'intestin renversé dans les phinctes de l'anus ; laissé trop long-temps dans cette situation, il gonfle ; sa membrane muqueuse, d'interne qu'elle était avant sa sortie, devient externe au dehors, où, éprouvant le contact de l'air extérieur, elle s'irrite et devient douloureuse et saignante ; il faut donc aussi réduire cette autre espèce de hernie, et le plus tôt possible, pour prévenir les accidens qu'un long séjour au dehors pourrait occasion-

ner, et le danger de rendre plus faciles de nouveaux déplacemens.

Ordinairement les mères ont assez d'adresse
pour opérer ces sortes de réduction à leurs petits enfans ; cependant elles ne peuvent pas toujours y parvenir. J'ai été appelé maintes fois
pour suppléer à leur inexpérience.

Envelopper la tumeur dans du linge fin trempé
d'eau froide, la réduire de volume en la com-
primant, la refouler ensuite au travers de l'anus,
est l'affaire d'un instant.

Mais cela n'est pas toujours facile, surtout
chez les adultes ; c'est ce qui m'engage à rapporter l'observation suivante :

TROISIÈME OBSERVATION.

Labbé aîné, d'Aiguillon, marin et pêcheur,
âgé de soixante ans, vint réclamer mes soins, le
26 avril 1827, pour de violentes coliques qu'il
éprouvait depuis trois jours. Il ne pouvait aller à
la selle, il urinait difficilement, il avait l'abdo-

men tendu, une fièvre considérable et beaucoup d'altération. Je m'informai de ce qui avait
précédé cet état : le malade m'apprit que depuis
long-temps il était sujet aux hémorroïdes, qu'il
parvenait ordinairement à faire rentrer; mais
que cette fois il n'avait pu y réussir. L'ayant exa-
miné, je trouvai entre les fesses, vis-à-vis le fondement, une tumeur plus grosse que le poing,
bosselée, rouge, bleuâtre, parsemée de grosses
veines; sa base aplatie laissait voir au centre un
enfoncement rond, lisse, uni : c'était la membrane muqueuse de l'intestin. Le rectum, renversé, tenait à l'anus par un pédicule court et
étroit; cette tumeur était renitente, chaude et
très douloureuse, ce qui ne me permit point d'en
faire tout de suite la réduction; huit sangsues y
furent appliquées dans la matinée sans soulagement; un long bain de siége et des applications
émollientes me facilitèrent dans la soirée la réduction que j'ai pratiquée de la manière suivante :

Le malade étant debout sur ses jambes, je

l'appuyai contre son lit, plié et couché à plat-ventre dessus; je fis écarter les fesses par des aides; je saisis dans mes doigts la base et la circonférence de la tumeur, la comprimai avec lenteur jusqu'à ce qu'elle fût diminuée de volume. Alors je dirigeai mes efforts du dehors au dedans, en cherchant à faire rentrer d'abord la partie qui était sortie la dernière, ayant soin de soutenir les côtés de la tumeur avec mes doigts indicateur et médius des deux mains, pendant qu'avec les pouces j'agissais sur le centre en la poussant dans l'intérieur de l'anus. La réduction fut assez prompte, elle se fit avec bruit et fut suivie d'un prompt soulagement.

Des compresses graduées, soutenues du bandage en T, de fréquens demi-lavemens d'eau froide et la recommandation de ne pas faire d'efforts pour aller à la selle, l'eurent bientôt guéri de cette descente du fondement.

Il n'est pas, je pense, nécessaire d'ajouter d'autres faits à ceux que j'ai signalés pour prouver qu'il n'y a pas, qu'il ne peut pas y avoir de

lésion, de maladie que les systèmes nerveux et
vasculaire ne soient plus ou moins affectés par
la cause ou par l'effet. Cela a lieu dans l'échau-
boulure (sudamina-hydroa), maladie locale très
légère, comme dans les plus graves, telles que
la fièvre jaune, le typhus, la peste, le choléra,
maladies qui affectent simultanément tout l'organisme, qui le frappent de sidération.

Sans doute il serait superflu d'insister plus
long-temps sur la nécessité, sur l'obligation qu'il
y a pour le médecin de connaître les causes du
trouble des fonctions ; car il ne saurait les combattre s'il ne les connaissait pas, s'il ne savait sur
quels organes elles agissent, de quelle manière
elles le font. Quoique leur action primitive
ou secondaire opère toujours sur les systèmes
sensitif et circulatoire, il n'est pas moins nécessaire d'en connaître le siége pour y diriger plus spécialement l'action thérapeutique,
qui, de cette manière, atteindra et la cause et
l'effet.

Expulser, neutraliser les causes, modifier, diminuer l'excitation qu'elles ont déterminée sur les solides, aider la vie à reprendre ses forces lorsqu'elles sont abattues ou trop affaiblies par le combat vital que l'organisme a à soutenir contre la maladie : tel est l'ouvrage du médecin ; il l'exécutera aisément, sûrement (il en a les moyens) s'il écoute les besoins de la nature, s'il la seconde dans ses actes, si au lieu de lui commander il veut seulement l'aider.

Cela faisant, la médecine sera une science positive, utile, bienfaisante ; elle cessera d'être conjecturale, dangereuse et souvent funeste par l'anarchie qui n'a cessé d'exister chez ses croyans dans sa pratique et surtout dans son enseignement. Que Dieu me soit en aide pour la manifestation de la vérité et dans l'accomplissement de mon œuvre, dont le but est d'être utile à la science et à l'humanité.

FIN.

Printed in Dunstable, United Kingdom